On a fait relier à la suite
Addition à la [illegible] Édition du Traité des Plaies.
De [illegible] (1815).

NOUVEAUX APERÇUS SUR LES CAUSES ET LES EFFETS DES GLAIRES.

DE L'IMPRIMERIE DE LEBÉGUE,
rue des Rats, n° 14, près la place Maubert.

NOUVEAUX APERÇUS SUR LES CAUSES ET LES EFFETS DES GLAIRES,

Par J. L. DOUSSIN-DUBREUIL,

Docteur en Médecine de l'ancienne Faculté, de la Société Royale Académique des Sciences, de celle de Médecine-Pratique de Montpellier, de la Société Centrale et du Comité de Vaccine, près Son Excellence le Ministre Secrétaire d'État de l'Intérieur, etc., etc.

Tempus præceps, judicium difficile.
HYPP.

: 2 fr. et 2 fr. 50 cent. franc de port.

A PARIS,

Chez l'Auteur, rue des Saints-Pères, n° 17.
DELAUNAY, Libraire, Palais-Royal, deuxième galerie de bois, n° 243.

1816.

Libraires des départemens où se trouve cet ouvrage :

A Angers, chez Fournier-Mame.
A Angoulême, chez la veuve Bergeas.
A Arras, chez Topino.
A Besançon, chez Deis.
A Bordeaux, chez Melon.
A Bourg, chez Bottier.
A Bruxelles, chez Lecharlier.
A La Rochelle, chez Pavie.
A Liège, chez Desoër.
A Lille, chez Lefort.
A Mons, chez Leroux.
A Orléans, chez Monceau.
A St.-Omer, chez Loy.
A Strasbourg, chez Levrault.
A Tours, chez Mame.
A Vesoul, chez Delaborde.

INTRODUCTION.

En 1794, j'ai fait paraître un *Traité sur les Glaires*. Sept éditions de cet ouvrage se sont succédées avec une rapidité qui me donne beaucoup à espérer que le public accueillera également ce nouveau travail, qui en est une suite, et auquel je n'ai songé que parce que, malgré les augmentations que j'ai faites à chacune d'elle, la matière m'a paru loin d'être épuisée; on retrouvera (je crois devoir en prévenir) des observations qui présentent des faits semblables à ceux que j'ai rapportés dans ce *Traité*, parce qu'ils se rattachent à mon sujet et qu'ils confirment ce que j'y ai avancé.

Dans le même ouvrage, je considère

cette humeur comme cause des obstructions ; j'ai dû actuellement établir la distinction qui existe entre celles qui peuvent se dissiper et celles qui, à raison de la trop grande solidité de la matière qui les forme, résistent à l'usage des remèdes les mieux indiqués dans ce genre de maladie.

J'ai cru convenable de rapporter quelques faits propres à prouver que les engorgemens, considérés comme squirrheux, pouvaient assez souvent ne pas l'être, et j'ai rassuré les personnes, qu'il était impossible d'en débarrasser, sur les suites peu dangereuses qu'elles avaient le plus ordinairement, lorsqu'on avait assez de prudence pour ne se conduire que d'après les conseils de médecins sages et instruits.

L'onanisme, cette passion bien malheureuse, qui fait tant de victimes, et dont on s'occupe si peu de garantir la jeunesse, m'a beaucoup occupé ; j'ai saisi toutes les occasions d'en parler qui se sont présentées, dans l'espérance que ceux des pères de famille ou des instituteurs qui liront cet ouvrage, sauront mettre à profit ce que j'ai dit à cet égard.

Les vers, les aigres, les vents dont sont tourmentées un grand nombre de personnes, ont aussi fixé mon attention.

Je n'ai pas cru non plus devoir omettre de faire mention des écoulemens qui surviennent aux parties génitales, écoulemens qui, reconnaissant souvent des causes bien innocentes, n'en donnent pas moins naissance à des soupçons aussi injustes qu'injurieux.

J'ai rapporté des faits qui ne permettent pas de douter que la pulmonie, cette maladie terrible et souvent regardée comme inguérissable, pouvait quelquefois être confondue avec une affection catarrhale de la poitrine.

J'ai aussi dit ce que je pensais de l'usage des bains ordinaires, de ceux de vapeurs, et des frictions sèches, autant de moyens indiqués toutes les fois qu'il s'agit d'ouvrir les pores de la peau et de donner issue à la matière transpirable dont les glaires sont formées.

Tels sont les principaux points que j'ai traités dans ce travail, où je désire que l'on voie une nouvelle preuve de l'intérêt que n'a cessé de m'inspirer une classe d'hommes bien intéressante, par cela même qu'elle est attaquée de maladies dont la plupart sont abandonnées comme incurables.

NOUVEAUX APERÇUS SUR LES CAUSES ET LES EFFETS DES GLAIRES.

CHAPITRE PREMIER.

MATIÈRE DONT LES GLAIRES SONT FORMÉES.

Les glaires, ainsi que je l'ai dit dans celui de mes ouvrages qui traite spécialement de cette humeur (1) sont formées de la matière de la transpiration répercutée et condensée par un acide avec lequel elle a de l'affinité, ou de celle qui résulte des digestions imparfaites; aussi n'est-ce qu'en rétablissant cette excrétion et en fortifiant l'estomac, qu'on réussit à guérir un grand nombre de maladies

(1) Voyez la septième édition du Traité des Glaires, que j'ai publié en 1813, en un volume in-8°.

chroniques occasionnées par les glaires; mais, comme je l'ai également dit dans le même ouvrage, cette humeur ne s'évacue qu'avec la plus grande difficulté, et elle se reproduit sans cesse, lorsque l'énergie vitale (*vis vitæ*) est peu considérable, de même que chez les vieillards et chez les personnes qui ont mené une conduite irrégulière, chez celles qui ont éprouvé des peines de l'âme, très-vives et long-temps prolongées, qui se sont trop appliquées à l'étude, ou ont mené une vie très-sédentaire (1).

Quelles que soient les causes qui donnent lieu à la formation des glaires, toutes agissent en affaiblissant les organes et particulièrement ceux qu'on nomme digestifs.

Des digestions parfaites dépend une nutrition exacte, et de celle-ci la force. Il n'est donc pas étonnant que l'individu dont l'estomac ne remplit qu'imparfaitement ses fonctions devienne faible, que la transpiration soit chez lui peu abondante, et qu'il résulte de la stagnation d'une partie de cette humeur sur les viscères, des engorgemens dont la dis-

---

(1) Traité des Glaires, page 8.

sipation ou l'incurabilité dépend du plus ou moins de solidité de la matière qui les forme.

C'est ce plus ou moins de solidité qui a donné lieu à la distinction d'obstructions au premier, deuxième et troisième degrés.

Dans le premier degré, la matière peut aisément être divisée : on la nomme congestion; dans le second, elle présente beaucoup plus de difficulté; c'est l'obstruction, et dans le troisième, elle est considérée comme impossible; alors l'engorgement s'appelle squirrheux.

Je crois devoir donner ici les signes qui font connaître que tel ou tel viscère est obstrué.

CHAPITRE II.

DES OBSTRUCTIONS.

De l'obstruction du Foie.

L'obstruction du foie se reconnaît à un serrement qu'on éprouve aux hypocondres, à la difficulté de la respiration souvent douloureuse, à des feux qui montent à la tête, à des rougeurs au visage, à la chaleur continuelle de la paume des mains.

Le plus souvent les malades se plaignent d'une grande soif, de la sécheresse et de l'amertume de la bouche, d'une salive épaisse, d'une toux sèche; ils n'ont presque point d'appétit; des lassitudes et des pesanteurs dans les membres les quittent rarement, leur sommeil est inquiet et agité; en général leur constitution est molle et flasque; au commencement de leurs maladies leurs urines sont claires, et sur la fin très-rouges.

On ne peut toucher la région du foie, presque toujours souffrante, lorsqu'il y a squirrhe, sans y causer une douleur plus vive. Les selles sont ordinairement rares, les excrémens blancs ou grisâtres, et le plus souvent glaireux.

De l'obstruction de la Rate.

Les usages de la rate ne sont point connus, on soupçonne cependant qu'elle contribue à rendre plus fluide le sang qui doit fournir la matière de la bile, et prévenir, par cela même, les obstructions que son trop grand épaississement ne manquerait pas de causer;

mais, ne fût-elle d'aucune utilité, que son adhérence à l'estomac, à l'épiploon, au diaphragme et au rein gauche, en rendrait l'engorgement très-dangereux, puisque la moindre augmentation de son volume peut occasionner le refoulement ou le tiraillement des parties même auxquelles elle adhère.

On reconnaît que la rate est engorgée à un gonflement qui a lieu au côté gauche, sous les fausses côtes; ce gonflement est accompagné de douleur et de tension; quelquefois ce symptôme dure pendant un ou deux jours, et se calme tout d'un coup.

La respiration est difficile, on éprouve des anxiétés au voisinage du cœur, on est sujet à une toux sèche et périodique, les forces sont considérablement abattues, les malades sont tristes et ont un accablement dont ils ne peuvent se rendre compte; ils n'ont point d'appétit, ils rendent beaucoup de vents par le haut, ils éprouvent des palpitations au cœur et quelquefois même à la rate.

Ce genre d'obstruction attaque plus souvent les hommes que les femmes, qui, à raison de leurs menstrues, s'en débarrassent plus aisément.

De l'obstruction du Pancréas.

Le pancréas, situé transversalement au-dessus de la partie inférieure de l'estomac, a beaucoup de ressemblance avec une langue de chien : sa base touche au *duodenum* et sa pointe à la rate ; c'est une glande conglomérée assez volumineuse et applatie ; sa couleur est d'un rouge pâle. Cette glande sépare du sang une liqueur connue sous la dénomination de *suc pancréatique* ; ce suc sert à la digestion des alimens.

L'obstruction du pancréas se reconnaît à une tumeur, un gonflement à la région de l'estomac, à un sentiment de pesanteur dans cette partie, à une respiration embarrassée, à la perte de l'appétit, aux rapports qui arrivent après la digestion, à l'abondance d'eau salée et acide que l'on vomit le matin en se levant, et à une difficulté que l'on sent dans le passage des alimens.

De l'obstruction du Mésentère.

Si l'on considère que le mésentère, appelé par les physiologistes *toile membraneuse*, empêche les circonvolutions du canal intestinal de s'embarrasser les unes et les autres, de s'entortiller ou de s'étrangler par leur différente rencontre, et que c'est lui qui favorise le flottement doux des intestins, en même temps qu'il le borne par ses attaches, on conviendra nécessairement de son utilité.

On distingue le mésentère par son étendue en deux portions : l'une, très-large et plissée, attache les intestins grêles; l'autre, très-longue et contournée, arrête les gros intestins; le mésentère commence à la dernière courbure du *duodenum*, et descend obliquement de gauche à droite le long des vertèbres lombaires; il est parsemé d'une infinité de petites glandes dont l'obstruction, ainsi que de la membrane, peuvent beaucoup nuire au jeu des intestins et en déranger les fonctions.

On reconnaît ce genre d'obstruction à la grosseur considérable du ventre, à la maigreur de tout le reste du corps, à la perte de l'appétit, à la fétidité des selles, souvent parsemées de chyle qui, ne pouvant passer dans le sang à cause de l'obstruction de ces glandes, se fait jour par le bas-ventre. Cette obstruction est communément accompagnée de fièvre lente, d'une difficulté de respirer et d'une déperdition continuelle de forces.

De l'obstruction des Reins.

Les reins s'obstruent également, et tous les praticiens savent combien cet accident peut nuire, puisqu'il peut occasionner la colique appelée néphrétique, qui souvent est fort difficile à dissiper; c'est à cette colique que leur obstruction se reconnaît; ce qui l'indique encore, ce sont les sables et les graviers que l'on trouve quelquefois dans les urines; les pesanteurs et les douleurs vives que l'on ressent dans ces corps glanduleux, dont le siége se trouve à la partie postérieure de la cavité du bas-ventre de côté et d'autre des vertèbres lombaires entre la dernière des fausses côtes et des os des îles.

La matrice et les ovaires sont aussi sujets aux obstructions; il n'est même aucune partie du corps qui ne puisse en être attaquée; mais de toutes, les plus dangereuses sont les obstructions des viscères dont je viens de parler, puisque leurs fonctions, après celles du poumon, sont les plus essentielles au soutien de la vie.

Lorsque l'obstruction est au troisième degré, c'est-à-dire, lorsque l'engorgement est squirrheux, sa dissipation est impossible; cependant il ne faut jamais désespérer des malades lors même que toutes les apparences du squirrhe se trouvent réunies : voici des faits à l'appui de ce que j'avance.

PREMIER FAIT.

La nostalgie a donné lieu au dérangement des digestions, à une fièvre lente et à des engorgemens qui avaient les caractères squirrheux, vomissemens glaireux, et des alimens qui arrivaient sitôt après avoir mangé.

Une jeune fille d'une constitution sanguine, me fut adressée par un de mes anciens malades, au mois de juin 1812, elle était âgée de 21 ans; cette fille servait depuis dix-huit mois chez un monsieur et son épouse.

La vie tranquille et sédentaire qu'elle était forcée de mener à un âge où l'on aime naturellement le plaisir, lui fait regretter son village où elle s'amusait beaucoup; aussi est-elle attaquée de la nostalgie (1). Ses digestions se dérangent, et à ce dérangement ne tardent pas à se joindre une fièvre lente, des engorgemens qui, lorsque je la vis, me parurent squirrheux; tous les viscères du bas-ventre étaient entrepris ainsi que les glandes du mésentère. Son ventre était tendu, dur et douloureux; son volume était énorme; elle rendait tous les jours, par le haut, une grande quantité de glaires, et vomissait tout ce qu'elle prenait.

J'avoue que je fus effrayé de la situation de cette jeune personne, dont le visage bouffi était de couleur d'olive; mais sa grande jeunesse me rassura, parce que des faits m'avaient appris que l'humeur glaireuse se dissolvait d'autant plus facilement que nous sommes moins âgés, surtout lorsque les moyens employés pour les combattre ne sont pas trop actifs; son traitement a duré six mois, elle l'aurait sans doute suivi sans aucun succès, si ses maîtres, qui voulaient la renvoyer, malgré l'état déplorable où elle se trouvait, n'avaient eu pour elle, d'après mon conseil,

(1) Desir insurmontable de revoir ses foyers.

les plus grands égards, et s'ils ne lui eussent procuré de fréquentes distractions, en attendant qu'elle pût aller passer quelques jours dans sa famille. A peine eut-elle fait usage pendant dix jours d'apéritifs et de fondans, unis à de légers laxatifs, que ses vomissemens cessèrent. Elle commença à prendre plus de goût à ce qu'elle mangeait, les digestions devinrent meilleures au fur et à mesure que les glaires s'évacuaient.

Cette jeune fille n'a cessé de jouir jusqu'ici de la meilleure santé, et a repris sa gaîté ordinaire.

En l'entreprenant, j'eus moins l'espoir de la guérir que de m'assurer s'il était possible de rendre la matière obstruante assez fluide pour pouvoir être évacuée par les selles ou les urines, lorsqu'elle avait acquis autant de solidité que dans le cas présent.

Déjà, comme je l'ai dit, j'avais pensé que chez un sujet jeune les obstructions, quelque résistance que pussent offrir au toucher les parties qui en sont affectées, pouvaient céder à l'usage plus ou moins prolongé de remèdes incisifs, toniques et évacuans ; je fondais cette opinion sur ce que notre sang et les autres liquides sont d'autant plus susceptibles de fluidité, que nous sommes moins éloignés de l'époque de notre naissance. Il est pourtant vrai de dire que cette fluidité dépend encore beaucoup de la nature de notre tempérament; aussi les engorgemens que produisent les glaires, se dissipent-ils plus aisément chez le pituiteux ou phlegmatique dont les humeurs baignent pour ainsi dire dans un grand volume de liquide (1), que chez le bilieux considéré comme chaud et sec, autant de qualités qui sont dues à la prédominance de la bile dont la chaleur absorbe continuellement de l'humide qui est aussi nécessaire à la circulation des humeurs qu'à la souplesse de la fibre.

Lorsque cette chaleur est par trop considérable, elle donne lieu à des maladies qui ne sont victorieusement combattues que par des médicamens qui, pour la rétablir dans son état naturel, doivent avoir des qualités tout à fait opposées à celles qui agissent spécialement sur les glaires.

---

(1) C'est la raison pour laquelle ce dernier est aussi appelé lymphatique.

DEUXIÈME FAIT.

Autre exemple d'obstructions qui ne sont pas aussi facilement dissipées que celles dont je viens de parler, et qui ont exigé un traitement dont la durée a été de trois années.

Dix-huit mois avant d'être consulté par la jeune personne dont je viens de parler, une dame de St.-Germain-en-Laye, aujourd'hui âgée de 52 ans, m'écrivit pour me demander un rendez-vous : « Je désire, me marquait-« elle, ne point partir pour Paris, sans être « sûre de vous y trouver, parce que j'ai beau-« coup de peine à supporter la voiture. »

Ayant à aller voir dans la même ville, un autre malade, que je soignais déjà depuis quelque temps, je profitai de cette circonstance pour me rendre auprès de cette dame, et la dispenser d'un voyage dont elle redoutait tant les suites.

J'étais chez elle le même jour, à sept heures du soir; je la trouvai très-souffrante, elle éprouvait au côté droit des douleurs très-vives, son ventre était fort volumineux, et très-tendu; il m'aurait été impossible de désigner celui des viscères qui n'était pas engorgé.

Il n'y avait pas un seul point du bas ventre qui ne fût tellement sensible qu'on ne pouvait y toucher, même avec précaution, sans qu'il en résultât une souffrance qui se prolongeait assez long-temps après.

Cette cure me paraissait offrir trop de difficultés pour que je dusse y compter; aussi la situation de cette femme, mère d'une nombreuse famille, et qui avait éprouvé long-temps de grands chagrins, me toucha-t-elle vivement; je n'avais que l'espoir de la soulager; encore cet espoir était-il bien faible, parce que la dissolution du sang, annoncée par l'enflure très considérable de ses jambes, par la bouffissure de son visage, me faisait craindre l'hydropisie. Je lui prescrivis l'usage d'apéritifs et de toniques, auxquels je fis joindre, deux jours après, de légers purgatifs, qui lui procurèrent chaque jour une ou deux selles. A peine quinze jours s'étaient écoulés, qu'elle se trouva à même de faire le voyage de Paris, sans en éprouver de fatigues.

C'est en lui faisant continuer ces remèdes, quelquefois combinés avec les savonneux, que s'est opérée sa guérison, qui ne pouvait avoir lieu que par l'évacuation lente de l'humeur glaireuse. Son traitement, comme je l'ai annoncé, a duré trois ans, laps de temps sans doute très-long, mais que je me suis bien gardé de chercher à abréger, en employant des remèdes trop actifs qui, loin de diviser les molécules glaireuses, n'auraient fait que les rapprocher, rendre les engorgemens insolubles et irriter les nerfs déjà trop fatigués; au surplus, il s'est passé peu de jours pendant ces trois années où elle n'ait vaqué à ses affaires.

Cette guérison m'a convaincu qu'avec de la constance et des précautions sages, beaucoup de maladies de ce genre pouvaient se terminer à la satisfaction des personnes qui en étaient attaquées, et qu'il ne fallait point désespérer, même chez des sujets déjà âgés, de la destruction des engorgemens qui, au toucher, offraient le plus de résistance, pourvu toutefois que la matière qui les forme n'ait point produit de tumeur squirrheuse dont l'existence au foie est aisément démontrée par une grande maigreur, par la couleur jaune-olivâtre de la peau, symptômes bien inquiétans, lorsqu'une fièvre lente n'abandonne point le malade, et qu'il ne peut prendre la moindre nourriture, soit solide, soit liquide, sans la vomir.

L'usage des acides, d'abord contraire, devient d'une nécessité absolue.

Je le répète, cette dame dont j'ai souvent admiré la constance, n'a été guérie qu'au bout de trois ans, mais elle l'était si parfaitement, qu'alors les acides qui, lorsque je la vis pour la première fois, et long-temps encore après, lui faisaient le plus grand mal, passaient aisément, et lui sont même depuis devenus nécessaires, parce que la sécrétion de la bile, alors tout à fait débarrassée de la glaire, n'éprouvait plus aucun obstacle.

Peut-on vivre long-temps avec une obstruction au troisième degré?

On me demande souvent si l'on peut exister long-temps avec un squirrhe; je réponds qu'oui, pourvu que les personnes qui en sont atteintes ayent le bon esprit de suivre un régime dicté par un médecin habile, et qu'elles se gardent d'essayer de fondre la matière qui le forme, surtout en employant des substances toujours plus ou moins irritantes, et incapables de dissoudre une tumeur qui, par sa dureté, est comparée à celle du plâtre et du gravier. J'en connais qui en conservent depuis vingt-cinq et trente ans, et qui, d'après mon conseil, ne font usage que de substances douces, telles que le sirop de guimauve, étendu d'eau, une infusion de fleurs de violette édulcorée avec le même sirop, du petit-lait clarifié, l'eau de poulet, autant de remèdes sans doute bien incapables de dissoudre la matière squirrheuse, mais qui sont propres à porter du calme dans l'ordre de la circulation, et à atténuer les douleurs, souvent insupportables, qu'éprouvent les malades, douleurs qui quelquefois font désirer une mort que rapproche nécessairement l'emploi de médicamens qui, comme je viens de le dire, irritent toujours beaucoup.

Mais quelle conduite tenir lorsqu'au squirrhe se joignent la faiblesse de l'estomac, surchargé de glaires et l'atonie des intestins, tapissés de cette humeur, surtout lorsque l'hydropisie existe, ou s'annonce par des symptômes non équivoques? Ne faut-il pas alors suivre forcément une marche tout-à-fait opposée à celle que j'ai dit devoir être suivie? N'est-il pas urgent de fortifier la fibre trop relâchée du système digestif, et d'évacuer par le plus de voies possibles les humeurs plus ou moins épaisses qui stagnent de toute part, pour éloigner le danger imminent où se trouve le malade, danger qui, loin de rallentir le zèle de ceux à qui il donne sa confiance, ne doit, au contraire, que l'augmenter. Jamais la crainte de ne point réussir, de compromettre même sa réputation, ne peut être, pour un médecin qui connaît ses devoirs, un motif assez puissant pour qu'il refuse ses soins à un être bien malheureux qui lui accorde une confiance exclusive, qui le regarde comme le seul homme capable de le rappeler à la vie.

Hydropisie occasionnée par des engorgemens squirrheux.

Un habitant de Bordeaux, âgé de 68 ans, devenu hydropique à la suite de l'emploi inconsidéré du quinquina, remède aussi efficace dans le traitement des fièvres intermittentes, lorsqu'on l'administre après avoir suffisamment évacué les malades, qu'il devient nuisible dans le cas contraire, avait déjà subi quatre fois, depuis neuf mois, l'opération de la paracentèse (ponction), chaque fois l'enflure de son ventre et de toutes les parties de son corps avait disparu presque entièrement, sans que les obstructions ayent rien perdu de leur volume et de leur dureté ; on se proposait de répéter encore cette opération, lorsqu'un de ses amis, qui m'avait consulté pour lui-même trois ans avant, et qui déjà depuis un an lui conseillait de recourir à moi, m'adressa sur sa situation un mémoire très-détaillé : « Je ne doute point, me dit-il, dans « la lettre qu'il m'écrivit en me faisant passer « ce mémoire, que vous n'ayiez pu vous « opposer aux engorgemens durs des viscères « du bas-ventre, en prescrivant à M... les re- « mèdes que j'ai pris, d'après votre avis, il y « a trois ans, et qui m'ont délivré d'un « énorme volume de glaires qui m'empê- « chaient de digérer, et d'hémorroïdes aussi « douloureuses que gênantes ; je lui ai si sou- « vent dit que vous seul pouviez le guérir, que « si vous vous refusiez à le mettre au nombre « de vos malades, vous lui causeriez un cha-

« grin dont il vous est aisé de calculer les « conséquences. »

Je ne pouvais me dispenser d'entrer dans les vues de cet excellent ami. Voici la lettre que je lui écrivis en lui envoyant ma réponse au mémoire qu'il m'avait adressé :

« En vous entreprenant, Monsieur, il y a « trois ans, je jugeai que l'humeur glaireuse « était chez vous assez susceptible de fluidité « pour pouvoir être divisée et évacuée, une « portion par les selles et les urines, et l'autre « portion par les pores de la peau; j'espé- « rais même réussir à m'opposer à sa repro- « duction, parce que vous étiez jeune, que « le fond de votre tempérament était ex- « cellent, et que vous n'aviez point fait usage « du quinquina, qui fixe le plus souvent l'hu- « meur glaireuse sur les viscères, et produit « le squirrhe, lorsqu'avant d'en faire usage, on « ne s'est point suffisamment purgé. J'aurais « pensé bien différemment si les engorgemens « sur lesquels vous m'avez consulté, eussent « été de la même nature que ceux qui ont « donné lieu à l'hydropisie dont est atteint « votre ami ; sa situation est trop grave pour « que je doive espérer de l'en sortir; mais

« il est possible de prolonger ses jours de quel-
« que temps, en attaquant l'humeur glaireuse
« avec les précautions recommandées, et par
« le caractère solide qu'elle a acquis, et par la
« faiblesse du malade. Il peut encore se faire
« qu'en suivant avec exactitude ces indications
« l'enflure de son ventre, de ses cuisses et
« de ses jambes disparaisse comme toutes les
« fois qu'on lui a fait la ponction; mais com-
« ment diviser et faire couler l'humeur qui
« est la matière des obstructions? N'est-elle
« pas tout-à-fait dénuée d'humide : *Corpora*
« *quæ evacuare volueris, ea fluida facere*
« *oportet*, dit Hippocrate. Lorsque je suis
« consulté à temps, je suis quelquefois assez
« heureux pour m'opposer à la formation de
« tumeurs squirrheuses; mais je n'ai pas le
« pouvoir de les dissiper lorsqu'elles existent,
« ainsi que quelques hommes osent s'en
« flatter.

« Autant pour vous plaire, Monsieur, que
« pour répondre au désir du malade, sans
« doute bien impatient de savoir ce que je pense
« de son état, je vous adresse l'avis que vous
« m'avez demandé pour lui; mais je crois de-
« voir vous prier avec instance de communi-

« quer à sa famille la lettre confidentielle que « j'ai l'honneur de vous écrire ; car, lorsqu'il « verra que mes conseils n'auront qu'un suc- « cès faible et de courte durée, il ne man- « quera pas de se plaindre de moi comme des « autres médecins qu'il a déjà consultés, sans « doute lorsqu'il était impossible de détruire « les congestions dures qui ont donné lieu à « l'hydropisie.

« Votre ami recouvrera de l'appétit, parce que « j'espère que son estomac et les accessoires « de ce viscère se débarrasseront, du moins « pour quelque temps, des glaires dont ils « sont surchargés ; j'espère aussi que les vo- « missemens qu'il éprouve après ses repas, se « suspendront ; que ses selles seront plus fré- « quentes, sa respiration plus aisée, et sa toux « moins opiniâtre : mais il faut qu'il succombe « à cette maladie, malgré tout ce que l'on fera « pour le sauver. »

Tout ce que j'avais annoncé arriva. Au bout de quelques jours du traitement que je prescrivis, ce malade se trouva en état de prendre une nourriture assez copieuse, qu'il ne vomit point comme de coutume ; il en conçut des espérances que lui seul pouvait se permettre, et qui ne firent qu'augmenter, parce qu'il allait tous les jours à la garde-robe, qu'il rendait beaucoup de glaires, que ses urines étaient très-abondantes, et qu'enfin l'enflure disparaissait sensiblement chaque jour, sans avoir besoin de recourir à une nouvelle ponction : il était même parvenu à jouir d'assez de santé pour pouvoir vaquer à ses affaires, visiter ses domaines, et faire à pied, dans la campagne, des promenades un peu longues; mais il succomba au bout d'un an : peut-être aurait-il vécu plus long-temps s'il n'eût pas éprouvé de fréquentes indigestions en se livrant trop à son appétit; et s'il n'eût éprouvé des chagrins qu'on ne put lui éviter.

A la même époque je traitais à Paris une dame âgée de 50 ans, et également attaquée d'hydropisie : elle vit encore, et je ne doute point qu'en suivant les conseils que je lui ai donnés, elle ne porte sa carrière très-loin, parce que son estomac remplit passablement ses fonctions ; mais, quelque chose que l'on fasse, on ne réussira point à dissoudre les engorgemens très-solides qui existent chez elle, et qui depuis quatre ans ont cessé d'être douloureux ; ce qui rend sa vie supportable

CHAPITRE III.

Glaires occasionnées par la suppression de la sueur des pieds.

Je le répète de nouveau, l'humeur glaireuse est formée de la matière transpirable; on n'en doutera point dès qu'on aura observé que cette humeur ne se manifeste que lorsqu'on ne transpire pas également sur tous les points, et qu'un grand nombre de personnes ont à se plaindre de ses effets depuis qu'une sueur habituelle cesse d'exister. Je ne parlerai dans ce chapitre, que d'accidens résultans de la suppression de celle des pieds.

PREMIER FAIT.

Asthme et douleurs rhumatismales.

« Je suais autrefois abondamment des pieds,
« m'écrivait, il y a quelque temps, un malade.
« Depuis que j'ai habité un rez-de-chaussée
« très-humide, je ne connais plus cette
« évacuation, qui m'obligeait à changer de
« chaussons tous les jours; sujétion que je

« préférerais bien certainement aux maux qui « depuis ce moment me tourmentent. Je suis « sujet à un asthme et à des douleurs rhuma- « tismales que je ressens alternativement aux « bras et aux cuisses, et qui rendent ma vie « bien pénible ; cet asthme et mes douleurs « sont moindres dans les grandes chaleurs « que dans les temps froids ; et les glaires « auxquelles j'attribue ces accidens, me fa- « tiguent beaucoup plus le soir que dans « la journée. Comme j'ai lu votre ouvrage « avec attention, j'ai pensé que cela ne « pouvait avoir lieu que parce que la sueur de « mes pieds, qui aujourd'hui me paraît tout « à fait nulle, est alors moins abondante : « ce qu'il y a de certain, c'est que je les trouve « beaucoup plus froids au déclin du jour que « dans le reste de la journée. »

Plusieurs autres personnes me disent dans des mémoires à consulter, que depuis qu'elles ont cessé de suer des pieds, elles ont des glaires qui se portent sur la poitrine, et rendent la respiration plus difficile, leurs digestions sont plus lentes, et elles éprouvent des maux de reins et des rhumatismes ; j'ai vu aussi cette suppression donner lieu à l'engorgement des vaisseaux hémorroïdaux, à des fleurs blanches et à des gonorrhées bénignes (1).

DEUXIÈME FAIT.

Écoulement glaireux et jugé vénérien.

Un homme d'environ 40 ans avait depuis quelques mois un écoulement qui fut considéré comme vénérien, parce que la matière en était jaune; il était sur le point de se soumettre à un traitement qui lui aurait été bien certainement préjudiciable, lorsque, d'après l'avis d'un de ses amis que j'avais traité de la même maladie, il vint me faire part de sa situation. Je le questionnai beaucoup, et je ne doutai pas que le mal ne provînt de la cessation de la sueur des pieds; ce qui l'en persuada lui-même, c'est qu'ayant réussi à la rétablir, la gonorrhée disparut; aussi fis-je renaître la tranquillité dans son âme, tellement inquiète, qu'il avait résolu de ne plus

(1) Cette maladie occasionnée par la suppression de la sueur des pieds est très-rare, il n'en est pas de même des fleurs blanches que j'ai vu fréquemment en être le produit.

avoir de rapport avec une épouse aussi vertueuse que jolie, avec laquelle je l'ai fait rentrer en paix.

Combien de ménages doivent leur dérangement à des soupçons, le plus souvent injustes, que font naître les fleurs blanches ou la gonorrhée bénigne, affections qui reconnaissent souvent des causes bien innocentes, et que je considère toujours comme glaireuses, lorsque je découvre qu'elles sont le produit de la sueur répercutée. La suppression de celle des pieds a lieu très-fréquemment, parce qu'il est rare que l'on prenne les précautions nécessaires pour en être à l'abri, comme celle de ne jamais s'arrêter sur des terreins humides, et de ne point porter de chaussures trop légères.

J'ai parlé, dans un Traité particulier (1), de plusieurs autres causes dont résultent ces sortes de pertes, comme les rapprochemens trop fréquens entre époux, l'irritation occasionnée par des jouissances illicites, par des chagrins vifs, etc., etc. Je me suis souvent

---

(1) De la nature et des causes de la Gonorrhée bénigne et des fleurs blanches, 1 vol. in-8°.

applaudi d'avoir publié cet ouvrage, parce que sa lecture a rendu plusieurs fois de grands services, soit en rassurant des personnes qui se regardaient comme malades, soit en éclairant de jeunes praticiens qui, s'en rapportant à la couleur de la matière, considéraient comme vénérienne une indisposition dont les personnes qui mènent la conduite la plus régulière, peuvent avoir à se plaindre.

La sueur des pieds, en se supprimant, peut encore se porter sur le cerveau, et y occasionner des engorgemens qui dérangent l'ordre des idées, et rendent difficiles les travaux de l'esprit. Un homme très-savant m'a assuré que lorsqu'il avait les pieds froids, son travail était si pénible, qu'il était obligé d'y renoncer : cet homme, encore bien jeune, avait la peau toujours sèche, ce qui prouvait qu'il ne transpirait pas plus du corps que des pieds; il devait cet état à la masturbation à laquelle il s'était livré avec excès dès l'âge de sept ans jusqu'à quatorze, qu'il commença à connaître d'autres jouissances qui, pour être plus conformes aux intentions de la nature, ne lui ont pas moins été nuisibles, parce qu'il se trouvait à une époque de la vie où il n'aurait pu être trop avare de la substance qu'il perdait.

L'onanisme l'avait tellement affaibli, que non-seulement les sécrétions étaient imparfaites, mais qu'il ne pouvait communiquer avec les femmes, sans éprouver des malaises accompagnés de grandes lassitudes; il en était de même lorsqu'il lui survenait des pollutions nocturnes. Comme presque tous les masturbateurs, il se trouvait mal de l'usage des acides; et il était si timide, qu'il ne pouvait entrer dans une assemblée, même composée de gens de sa connaissance, sans éprouver aux mains une sueur considérable, et sans avoir la respiration gênée; ses selles étaient toujours glaireuses.

CHAPITRE IV.

LA SÉCHERESSE GÉNÉRALE DE LA PEAU ANNONCE UNE HUMEUR GLAIREUSE ABONDANTE (1).

Effets du séjour dans les lieux froids et humides.

Si des effets aussi graves que ceux dont je viens de parler, peuvent être produits par la nécessité où se trouve la sueur des pieds de refluer dans la masse des humeurs, et de se porter sur quelque organe plus ou moins essentiel à la vie, pour y occasionner de grands désordres, que n'a-t-on pas à craindre lorsque tous les pores de la peau sèche et aride paraissent exactement fermés? La glaire, alors très-abondante, surcharge tous les viscères, dont elle rallentit les fonctions, occasionne une foule d'accidens plus ou moins graves; et lorsque parmi eux se trouvent les écoulemens dont il vient d'être question, leur terminaison est de la plus grande difficulté.

---

(1) Je n'entends parler ici que de la sécheresse qui a lieu dans les affections chroniques.

PREMIER FAIT.

Douleurs rhumatismales et glaires abondantes produites par le séjour que fait une dame dans une chambre très-humide située au rez-de-chaussée ; il en résulte aussi des fleurs blanches traitées avec le mercure, qui ne fait qu'augmenter le mal.

Dans un mémoire à consulter qui vient de m'être adressé, il est question d'une dame âgée de 36 ans, qui, ayant successivement habité deux appartemens humides, a cessé depuis de transpirer. Sa peau est devenue très-sèche, ses digestions se font imparfaitement, ses selles, fort rares, sont le plus souvent chargées de glaires; cette malade éprouve sans cesse des douleurs vagues, qu'on qualifie de rhumatismales; ses règles se sont supprimées; et il lui est survenu des fleurs blanches très-abondantes, accompagnées de tiraillement d'estomac quelquefois très-douloureux. Elle a consulté plusieurs médecins sur ses fleurs blanches, qui ont résisté aux divers traitemens qu'elle a suivis d'après leurs conseils ; cette résistance et la couleur jaune et verte de la matière qui tache le linge, ayant fait croire qu'il existait un virus vénérien; on lui a administré le mercure, qui, au lieu de la guérir, n'a fait qu'empirer le mal d une manière extraordinaire. Telle est la situation de cette consultante victime d'une méprise malheureusement trop fréquente.

DEUXIEME FAIT.

L'existence de glaires abondantes coïncide avec une très-grande sécheresse de la peau, par suite du séjour dans une arrière-boutique où se trouve une citerne.

Un homme, aujourd'hui âgé de 44 ans, m'écrivait, il y a peu de jours :

« En 1794, j'avais alors 22 ans, j'allai oc-
« cuper une maison neuve, extrêmement
« étroite, et ayant peu d'air. Je logeai dans
« une arrière-boutique non planchéiée; sous
« mon lit était une citerne. Comme j'étais fort
« jeune, je ne me suis pas aperçu tout de
« suite du mal que pouvait me faire mon sé-
« jour dans un lieu bas et humide; je ne com-
« mençai à éprouver des douleurs rhumatis-
« males, qui par fois sont très-violentes,
« qu'au bout de cinq ans, sans doute parce
« que j'avais cessé de monter tous les jours à

« cheval. Depuis ce temps ma peau est de-
« venue très-sèche ; mes digestions ont été
« dérangées, et les glaires se sont présentées
« tous les jours en abondance dans mes selles
« et mes urines. »

TROISIÈME FAIT.

Le froid et l'humidité d'une cave où travaille une jeune fille, occasionnent une maladie que l'on considère, à tort, comme une vraie catalepsie.

Une jeune fille entreprend de faire de la dentelle ; l'endroit où elle est forcée de travailler est une cave : quelque temps après elle éprouve des frissons qui l'inquiètent si peu, qu'elle continue son travail, qui ne tarde pas à être interrompu par une maladie dont elle est atteinte, et qu'on juge être la catalepsie.

Les journaux allemands, de février dernier, qui rapportent ce fait, apprennent en même temps qu'elle se trouve posséder une des facultés des somnambules magnétiques, celle de répondre aux questions qu'on lui fait, de parler sur son état, et d'en déterminer les causes. Selon elle, une humeur glaireuse obstrue tous les passages ; et si elle est devenue maigre, c'est que cette humeur qui forme une espèce d'enduit, et dont son estomac et les intestins sont tapissés, s'oppose non-seulement à la digestion des alimens, mais même à ce que les sucs nourriciers pénètrent assez abondamment dans toutes les parties de son corps, pour qu'elle puisse reprendre l'embonpoint qu'elle avait autrefois.

Cette malade n'est point une vraie cataleptique (1), parce que, dans cet état, on ne sent, ne parle ni n'entend.

Quelle que soit la dénomination qui lui appartienne, elle n'en ressemble pas moins, sous certains rapports, aux somnambules de

---

(1) La catalepsie est une affection soporeuse avec une convulsion tonique de tout le corps, qui le retient dans la même posture où la maladie l'a surpris. Semblable à une statue, le cataleptique demeure les yeux ouverts, sans voir, sans sentir, sans entendre, sans faire aucun mouvement; mais quand on le pousse il se meut, fait un pas ou deux, et reste dans la situation où il se trouve. Si l'on remue ses bras, ses jambes, il les tient roides dans l'attitude qu'on leur donne. Son regard est fixe, sa respiration, quoique libre, est lente, son pouls est plein. Cette maladie est rare; elle attaque principalement les mélancoliques.

Mesmer, dont j'ai vu quelques-uns raisonner sur leur maladie et sur celles des personnes que l'on mettait en rapport avec eux ; phénomène qui m'a paru aussi étonnant que difficile à expliquer.

Comment la matière de la transpiration, répercutée et figée pour ainsi dire sur les organes intérieurs, peut-elle produire des effets autant extraordinaires que ceux observés chez cette malade ? D'où vient tant de lucidité ? Non-seulement elle sait qu'il existe en elle une humeur qui commet tout le désordre, et dont elle connaît exactement le caractère, mais elle sait encore comment elle le commet : et ce qu'elle dit à cet égard est conforme à ce qui paraît devoir être réellement, d'après la conduite qu'elle a tenue.

Déjà des médecins de Lyon, dignes d'estime, ont eu occasion de voir une semblable malade, qu'ils ont aussi appelée cataleptique ; celle-là apercevait les objets, lors même qu'ils étaient couverts de corps opaques.

Il faut convenir que la fin du dix-huitième siècle, et le commencement du dix-neuvième ont été bien fertiles en découvertes, si, toutefois, parmi celles qu'on a données comme nouvelles, il n'en est point qui étaient connues déjà depuis long-temps.

J'ai cru que comme médecin, il était de mon devoir d'examiner le magnétisme; j'ai visité plusieurs fois Mesmer, et j'ai vu des choses qui m'ont surpris, et qui m'ont paru dignes d'attention.

Des gens du monde sont quelquefois tentés d'accorder leur confiance aux somnambules; cependant il faut se garder de se conduire d'après ce qu'ils disent : j'ai vu des malades se trouver très-bien de leur recette, tandis que d'autres ont eu à se repentir de les avoir suivies aveuglément; aussi conseillaï-je aux personnes qui ajoutent quelque foi au magnétisme, de laisser toujours aux médecins à décider si elles doivent ou non suivre les conseils qui leur auront été donnés par ces nouveaux Esculapes.

CHAPITRE V.

EFFETS DU CHAGRIN.

Dans l'ouvrage, dont celui-ci est la suite (1), j'ai démontré comment les chagrins vifs, la frayeur, la trop grande contention d'esprit, l'amour de la solitude, l'excès dans les plaisirs, pouvaient, aussi bien que le froid et l'humidité qui existent dans les lieux où l'on séjourne, forcer l'humeur transpirable à se reporter sur l'intérieur, et y occasionner des accidens semblables à ceux dont il a été question dans le chapitre précédent : depuis l'impression de cet ouvrage, j'ai eu occasion de remarquer dans ma pratique, ou de trouver dans des mémoires à consulter qui m'ont été adressés, plusieurs autres faits qui confirment ce sentiment que ne peuvent contester ceux des médecins qui observent avec soin.

---

(1) Le Traité des Glaires.

PREMIER FAIT.

Serremens douloureux à la fosse cardiaque. Des purgatifs qui font rendre des glaires soulagent pour quelques instans.

Une dame de Marseille me mande que depuis la mort de sa mère, arrivée, il y a six mois, et qui lui a causé un chagrin très-vif, sa peau est constamment sèche, qu'elle ne transpire plus, que son estomac s'est dérangé au point de ne pouvoir plus rien digérer, qu'elle éprouve un serrement douloureux à la fosse de l'estomac, qu'elle a de la peine à marcher, qu'à ces accidens se joignent des maux de tête et de cœur, que sa respiration est devenue difficile, qu'elle ne va plus à la garde-robe qu'à l'aide de lavemens ou de purgatifs qui la soulagent pour quelques instans, lorsqu'ils lui font rendre des glaires, que son sommeil est toujours agité, qu'enfin elle tombe très-souvent dans un abattement mélancolique qui lui fait désirer la mort comme un bienfait.

DEUXIÈME FAIT.

Palpitations du cœur occasionnées par le chagrin.

Une autre dame, habitante de Lyon, m'écrit qu'à la suite de chagrins qu'elle a éprouvés, il y a quinze ans, elle a eu des palpitations de cœur, qui depuis n'ont cessé de la tourmenter : elle ne peut définir son état, elle tremble comme si elle avait la fièvre, et elle ressent un froid qui passe avec les palpitations lorsqu'elle peut se débarrasser par la bouche de beaucoup de vents et de glaires dont son estomac lui paraît rempli. Ses digestions, qui se font lentement, la fatiguent au point qu'elle porte continuellement ses mains sur l'épigastre (1), où elle ne cesse de faire des frictions qui paraissent la calmer et accélérer la digestion.

Cette dernière observation, et beaucoup d'autres semblables que j'ai eu occasion de recueillir, m'ont confirmé dans l'idée que, le plus souvent, les maladies du cœur sur lesquelles les hommes qui s'en sont occupés le plus sérieusement se sont mépris, étaient occasionnées par de l'air qui tend continuellement à se dilater; je tiens d'un médecin très-recommandable qu'ayant appelé en consultation un confrère célèbre, qui a écrit sur les maladies

(1) L'épigastre s'étend depuis l'endroit appelé vulgairement la fourchette ou creux de l'estomac jusqu'au nombril.

du cœur, le jugement que celui-ci avait porté s'était trouvé à l'ouverture du cadavre tout à fait mal fondé : ce viscère et ses accessoires étaient très sains.

Il y avait trente ans que la personne se plaignait de palpitations à la région du cœur. Ayant cru que l'abondance du sang en était la cause, on employa plusieurs fois les saignées et les rafraîchissans, remèdes qui ne parurent jamais produire d'effets avantageux; aussi crois-je beaucoup qu'il y a bien moins de maladies du cœur que ne l'ont prétendu des hommes d'ailleurs très-estimables et très-savans.

TROISIÈME FAIT.

Fleurs blanches ayant l'apparence d'une maladie vénérienne, par suite de chagrins vifs.

Un médecin des environs de la Rochelle, qui me demande mon avis sur la situation de son épouse, m'apprend qu'à la suite de grands chagrins qu'avait causés à cette dame la perte de sa fille, elle avait éprouvé des hémorroïdes considérables dont les douleurs s'étendaient souvent jusqu'au col de la vessie,

et rendaient difficile l'écoulement des urines ; qu'à ces accidens avaient succédé des digestions lentes et pénibles, et une constipation qui durait souvent quatre ou cinq jours ; qu'enfin, elle était devenue très-glaireuse, et qu'elle avait en outre un écoulement jaunâtre qui, suivant son mari, avait tous les caractères d'une gonorrhée virulente. « Je le croi-
« rais, disait-il, si je ne connaissais la vertu
« de mon épouse, et si je n'eusse vu de sem-
« blables effets produits par le chagrin, ou
« par toute autre cause aussi innocente ;
« comme vous, Monsieur, je pense que c'est
« à tort qu'on a avancé que la matière jaune
« ou verdâtre des écoulemens était la preuve
« évidente d'un virus ; que de victimes n'a
« pas fait une opinion aussi erronée? Comme
« vous aussi, j'ai rétabli l'ordre dans un grand
« nombre de ménages, détruits par des soup-
« çons aussi injurieux que dénués de fonde-
« mens. »

Dans l'ouvrage (1) à la lecture duquel j'ai déjà renvoyé plusieurs fois les personnes qui liront celui-ci, j'ai assuré que les hommes

(1) Le Traité de la Gonorrhée bénigne et des fleurs blanches.

et les femmes pouvaient, par l'effet du chagrin, être atteints d'écoulemens connus sous les dénominations de gonorrhée bénigne et de fleurs blanches, dont la matière jaune et verte faisait quelquefois suspecter la conduite de ceux qui en sont atteints; je crois avoir cité assez de faits à l'appui de cette opinion; le suivant ne me paraît pas moins digne d'intérêt, en ce qu'il prouve que l'on peut rendre par les urines comme par les selles cette matière blanche qu'Hippocrate appelle pituite blanche (*pituita alba*), et les médecins modernes, blanc d'œuf (*clarum ovi*), je vais laisser parler le malade lui-même.

QUATRIÈME FAIT.

Humeur glaireuse, semblable au blanc d'œuf, portée sur la vessie par suite du chagrin.

« Il y a au moins vingt ans qu'à la suite de « peines vives de l'âme, j'éprouvai un grand « malaise, et que je suis atteint d'une maladie « bien affligeante, qu'ont aggravée d'autres pei- « nes que m'a causées, il y a deux ans et demi, « la perte de mon épouse et de la plus grande « partie de ma fortune; depuis ce temps,

« je ne puis uriner sans ressentir les douleurs « les plus aiguës, *les glaires* dont j'étais ac- « cablé depuis mes premiers chagrins, se sont « portées sur ma vessie et rendent mes urines « aussi épaisses que des blancs d'œufs, dont « elles ont la forme et la ressemblance.

« Outre ce mal, déjà trop grand, j'éprouve « des étouffemens qui m'empêchent de garder « le lit, et qui ne se dissipent qu'en rendant « par en haut une grande quantité de vents; « je suis sans appétit, et le peu que je mange « je le digère difficilement. Ma marche est « pesante, à chaque instant je suis contraint « de m'arrêter pour reprendre ma respira- « tion; j'ai souvent la voix enrouée, et je suis « sujet à des coliques qui me font souffrir le « martyre; je suis sensible au froid; le moin- « dre événement m'alarme; je n'ai aucune « stabilité dans mes résolutions, je ne m'oc- « cupe que du désordre de mon physique, « rien ne peut me récréer, j'aime beaucoup « la solitude, le mouvement est pour moi un « supplice. Le malaise dont je vous ai parlé « plus haut me quitte rarement, et je me « trouve le plus à plaindre des hommes. »

CINQUIÈME FAIT.

Le chagrin qu'occasionne l'amour non satisfait donne lieu à la formation des glaires. Maigreur parvenue jusqu'au marasme.

Si la perte de parens ou d'amis qui nous sont chers peuvent, comme on vient de le voir, causer des chagrins bien vifs, qui, en affectant fortement le moral, troublent l'ordre des sécrétions, dérangent les fonctions de la peau, celles de l'estomac, et donnent lieu à la formation des glaires; assez souvent aussi des effets non moins funestes résultent des peines que cause un amour non satisfait, surtout lorsqu'on craint de ne jamais posséder l'objet qui occupe toute notre pensée.

Heureux lorsqu'on trouve à se consoler dans le sein de l'amitié, parce qu'alors le désordre est moins grand; mais combien n'est pas à plaindre le sort de l'être timide forcé de faire taire un sentiment qu'il n'a que trop écouté, sans oser confier ses peines à personne : son cœur, continuellement serré, réagit avec une faiblesse toujours croissante sur le sang qui ne cesse de lui arriver, et qui, par conséquent, n'est pas poussé avec assez de vitesse dans les vaisseaux les plus déliés pour entretenir la vie sur tous les points de l'économie animale; de là, la nécessité où se trouve l'humeur transpirable de suspendre sa marche sur la périférie, et de se fixer sur ceux des viscères qui, par la délicatesse de leur structure, leur offre le moins de résistance; aussi n'est-il pas étonnant de voir des personnes trop sensibles et malheureuses en amour, avoir l'estomac dérangé et *plein de glaires*, les intestins très-paresseux, les nerfs continuellement irrités, la peau très-sèche, et tomber dans une maigreur dont l'objet chéri peut seul arrêter les progrès.

Une demoiselle, âgée de 18 ans, d'un physique aussi agréable qu'elle était bonne et confiante, comme on l'est naturellement à cet âge, reçoit plusieurs mois de suite la cour d'un homme de 30 ans, dont le langage la séduit et l'attache chaque jour de plus en plus : elle croit fortement que, fidèle à sa promesse, il deviendra son époux; et malgré ce qu'elle entend dire, elle le juge incapable de la tromper; mais à des soupçons auxquels sa conduite l'oblige enfin à se livrer, succède la certitude d'avoir été abusée, et bientôt elle éprouve un chagrin dont la vivacité n'échappe à aucune des personnes qui l'entourent, sans qu'on puisse en deviner le motif; son visage se décolore, ses yeux se ternissent, elle se plaint de maux d'estomac, et pour peu qu'elle mange, elle vomit presqu'aussitôt *beaucoup de glaires;* sa peau est desséchée et sa maigreur approche du marasme, lorsque son médecin, qui jusque-là avait fait de vains efforts pour découvrir la cause de son mal, apprend qu'on ne voit plus venir à sa maison un jeune homme avec lequel elle espérait de s'unir; profitant de la leçon donnée par Érasistrate, le docteur ne conseille plus pour remède que de faire cesser l'éloignement du jeune homme et de hâter le plus possible son mariage avec elle. Cet avis est adopté par ses parens, disposés à faire les plus grands sacrifices pour que leur fille se rétablisse et soit au comble de ses désirs; on l'en instruit avec les précautions indiquées par la grande faiblesse où elle est, et depuis ce temps elle va de mieux en mieux; son estomac se trouve chaque jour plus en état de digérer, *les glaires* disparaissent tout à fait, ainsi que la sécheresse de sa peau; elle reprend son embonpoint, et son teint sa fraîcheur ordinaire.

Il me serait aisé de rapporter d'autres exemples pour convaincre de tout le mal que peut occasionner le chagrin, quelle qu'en soit la cause, en donnant lieu à la formation de l'humeur glaireuse; mais je dois me borner à ceux qu'on vient de lire, et qui paraîtront sûrement assez nombreux, pour parler actuellement des suites bien graves qu'ont souvent une trop grande application à l'étude et la vie sédentaire.

CHAPITRE VI.

EFFETS DE L'APPLICATION A L'ÉTUDE ET DE LA VIE SÉDENTAIRE.

Lorsque l'âme est inquiète, le cœur éprouve des serremens multipliés, ces serremens se communiquent à tout le système, et les pores de la peau se ferment, dès-lors plus de transpiration, la matière dont cette excrétion est formée fait un mouvement rétrograde qui est plus ou moins dangereux, suivant l'importance des organes sur lesquels elle se fixe; la trop grande application à l'étude, quoique produisant des effets beaucoup plus lents, n'en a pas moins des résultats bien nuisibles, surtout lorsqu'on mène une vie sédentaire.

Par suite de la trop grande application à l'étude, l'estomac devient presque incapable de digérer, et il se forme des glaires. Migraines et vertiges qui résultent de la même cause.

Il est dit, dans un mémoire que j'ai sous les yeux, qu'un homme de lettres qui s'est livré au travail du cabinet, a l'estomac tellement dérangé, qu'il digère très-difficilement, ce qu'il attribue à des glaires, dont il crache abondamment; qu'il est aussi sujet à des migraines qui durent quelquefois quinze jours de suite, ses nerfs sont très-irrités, son teint est souvent jaune, ce qui annonce que l'estomac n'est pas le seul viscère chargé de l'humeur glaireuse, que le foie l'est également.

Cet homme est aussi sujet à des vertiges, accident dont se plaignent bien des personnes qui, comme lui, prennent peu d'exercice et travaillent beaucoup. Je suis persuadé que l'habitude qu'il a contracté de se mettre à l'ouvrage immédiatement après ses repas, est ce qui lui a fait le plus de mal.

La physiologie nous a appris à connaître les rapports qui existent entre le cerveau et l'estomac (1). Ces rapports sont tels, que l'un de ces deux viscères ne peut être fatigué sans que l'autre en éprouve de la difficulté à remplir ses fonctions ; aussi n'ai-je souvent réussi à guérir des hommes de lettres qu'en leur interdisant le travail aussitôt après avoir mangé.

CHAPITRE VII.

EFFETS DE LA FRAYEUR.

D'après ce que je viens de dire en rapportant les faits qui précèdent, il est aisé de concevoir comment le chagrin et la trop grande application à l'étude, surtout lorsqu'on prend peu d'exercice, peuvent, en dérangeant les fonctions de la peau, forcer la matière de la transpiration à se porter sur le centre, où elle se coagule pour commettre de grands ravages. Il est également facile de comprendre comment la frayeur peut produire des résultats

(1) Ces rapports se partagent également par les parties génitales.

encore plus prompts, et donner lieu à des maladies nerveuses, et même à l'épilepsie.

Une femme est sujette à des crispations nerveuses depuis une frayeur qu'elle a eue en voyant tomber un enfant d'un second étage.

Une dame de Grenoble m'écrivait, il y a quelques jours, que, depuis une très-grande frayeur qu'elle avait eue en voyant un enfant tomber d'un second étage et se tuer, elle était sujette à des crispations nerveuses très-fréquentes ; qu'elle vomissait beaucoup de glaires, et que ses digestions étaient imparfaites ; qu'elle n'avait plus de sommeil ; et que si elle en avait un peu, il était continuellement agité. Il lui semble toujours voir cet enfant ; et pour peu qu'elle y arrête sa pensée, elle ne manque jamais d'éprouver ce qu'elle éprouva au moment où elle le vit tomber, une espèce de frisonnement que le vulgaire exprime si bien par les mots *chair de poule.* Elle est quelquefois sept ou huit jours sans aller à la garde-robe ; et, comme presque toutes les personnes qui ont à se plaindre des glaires, elle ne peut faire usage de substances acides, sans augmenter son mal.

Heureux ceux chez lesquels l'humeur transpirable, forcée par la frayeur de refluer dans la masse des liquides, trouve promptement une issue, parce qu'alors aucun foyer n'ayant le temps de s'établir, ils sont par cela même à l'abri des effets funestes qui peuvent en résulter.

CHAPITRE VIII.

DE L'ONANISME CONSIDÉRÉ COMME CAUSE DES GLAIRES.

En affaiblissant l'estomac, et en rendant les digestions imparfaites, l'onanisme peut aussi donner lieu à la formation des glaires : assez souvent son action est lente, mais ses effets n'en sont pas moins terribles; la plupart du temps ils ne peuvent être détruits, quelle que soit la sagacité des médecins qu'on consulte.

Aux faits que j'ai déjà publiés dans un ouvrage particulier (1), et qui m'ont paru

(1) Lettres sur les dangers de l'onanisme, et conseils relatifs au traitement des maladies qui en résultent.

propres à étayer ce sentiment, d'ailleurs adopté par tous ceux qui ont écrit sur le même sujet, beaucoup trop négligé, j'en ajouterai quelques autres bien intéressans à connaître de ceux de mes lecteurs qui sont ou pères de famille, ou chargés de l'éducation des jeunes gens.

PREMIER FAIT.

ollutions nocturnes par suite de l'habitude de l'onanisme, et qui affaiblissaient autant que les pertes causées par la masturbation.

« Je me suis abandonné, m'écrit un jeune « homme de 21 ans, à l'habitude pernicieuse « contre laquelle vous vous êtes élevé avec « tant de raison dans celui de vos ouvrages « qui traite de l'onanisme. J'ai renoncé à « cette habitude depuis un an, et je le dois à « cet ouvrage; mais à dater de ce moment, « j'ai commencé à éprouver des pollutions « nocturnes qui m'affaiblissent tout autant « que lorsque je me masturbais, quelque « chose que m'aient fait faire divers mé- « decins que j'ai consultés. Je n'ai pu voir « cesser ces pollutions, ni mon estomac se

« débarrasser de glaires dont je vomis tous « les matins une grande quantité, et qui sans « doute s'opposent à ce que mes digestions « soient parfaites ; mes nerfs sont dans un « état d'irritation presque continuel ; j'é- « prouve des étourdissemens toujours plus « fréquens l'hiver que l'été, et qui me font « craindre d'avoir quelque attaque d'apo- « plexie. »

DEUXIÈME FAIT.

stomac plein de glaires, douleurs dans les testicules et dans les genoux, qui résistent aux remèdes.

« Je suis allé deux fois à votre domicile « pour vous consulter (cette lettre m'a été « écrite en avril 1814). Une honte insur- « montable m'a empêché d'exécuter une troi- « sième fois mon dessein, quoiqu'il m'en « coûte beaucoup de tracer sur le papier des « aveux qui me font rougir. »

« Il y a environ six semaines qu'un de vos « ouvrages (lettres sur les dangers de l'ona- « nisme), me tomba entre les mains, j'y « reconnus l'état déplorable dans lequel je

« suis encore, et sur lequel je m'étais toujours « étourdi. Les réflexions que ce livre me fit « faire, furent affreuses; je pris sur-le-champ « le dessein de recourir à vos conseils; que « n'ai-je su plutôt que je devais attribuer à « ma malheureuse passion les maux que je « souffre depuis long-temps, et qui n'ont pu « encore être soulagés par les remèdes que « j'ai pris!

« Un de mes amis me conseilla, il y a six « mois, de m'adresser à un apothicaire à qui « je fis connaître ma conduite. Je souffrais « alors comme aujourd'hui, par tout le corps, « surtout à l'estomac, toujours plein de glai- « res, et où j'éprouve de grandes douleurs, « ainsi que dans le testicule gauche, et à la « partie du corps la plus près de ce testicule; « ces douleurs s'étendent ensuite légèrement « sur la cuisse, et deviennent plus fortes dès « qu'elles ont atteint le genou. Les glaires « dont je viens de dire que mon estomac était « rempli, se portaient la nuit sur ma poitrine, « et me suffoquaient comme actuellement.

« L'apothicaire m'ordonna de prendre une « boisson composée de gruau, d'orge perlée, « et une cuillère à bouche de sirop de gui-

« mauve pour chaque verre. Il fut aussi d'avis « que je prisse par jour une pastille dont il ne « me fit point connaître la composition, et « deux cuillerées à café de teinture d'Upsal, « une le matin et l'autre le soir; j'ai suivi exac- « tement son ordonnance quinze jours de suite, « au bout desquels je me sentais soulagé; je « comptais même sur une guérison prochaine, « lorsque tout-à-coup, et à ma grande sur- « prise, les remèdes qui m'avaient fait beau- « coup de bien les quinze premiers jours, ne « produisirent plus qu'un effet contraire; « j'éprouvai des douleurs plus vives que ja- « mais dans le testicule et au genou, et comme « auparavant à la verge, une cuisson doulou- « reuse qui était encore moins supportable en « urinant; j'avais aussi un écoulement de ma- « tières gluantes qui précédaient toujours la « sortie de l'urine, et qui devint encore plus « considérable. »

On voit dans cet exposé, fait par le malade lui-même, que non-seulement l'onanisme a produit les glaires abondantes dont il a à se plaindre, mais encore l'acre dont Gott Lieb Vogel et autres ont assuré que cette malheureuse habitude pouvait être la cause.

Le fait qui va suivre se trouve consigné dans un mémoire que m'a apporté le malade lui même; l'extrait que j'en donne ne paraîtra sûrement pas trop long à ceux des masturbateurs qui liront cet ouvrage.

TROISIÈME FAIT.

Accidens extraordinaires produits par l'onanisme. Toutes les fois qu'on s'y livrait on éprouvait un agacement général des nerfs et à la verge de grandes démangeaisons et une cuisson brûlante ; la plante des pieds était très-fatiguée , la matière des selles se trouvait mêlée avec beaucoup de glaires. Gros boutons survenus à la verge. Aphtes à la bouche.

« Je suis âgé de 22 ans; je suis né de parens « extrêmement sains ; vers l'âge de 15 ans, « époque à laquelle je n'étais pas entièrement « formé, la nature m'indiqua un plaisir que « je voudrais avoir toujours ignoré. Depuis « une année je m'y livrais trois ou quatre fois « par semaine ; quand l'ouvrage de Tissot me « tomba sous la main , je résolus de me cor « riger ; mais n'ayant pu cesser tout-à-coup « les actes de ce libertinage , je les éloignai le

« plus possible; et à l'âge de 18 ans, j'en avais « perdu absolument l'habitude : depuis cet « âge je n'ai à me reprocher au plus que douze « ou quinze récidives de ce genre, soit que cette « manière de vivre ait donné de l'âcreté aux « humeurs, soit que la révolution qui s'opéra « chez moi à quinze ans, les ait poussées au « dehors : ce qu'il y a de certain, c'est qu'à « cet âge mon visage devenait farineux, et se « couvrit de boutons sans cesse renaissans, et « qui ne disparaissaient qu'après s'être dé- « barrassés d'une liqueur blanchâtre ou d'un « grumeau qu'elle avait formé : dès ce mo- « ment je fus habituellement constipé, au point « de n'aller à la garde-robe que tous les deux « ou trois jours; et au bout de ce temps les « matières que j'évacuais étaient liquides et « d'une couleur verdâtre.

« Je n'avais pas d'appétit, tous les matins mon estomac se trouvait empâté ; je ne « pouvais parvenir à expectorer des *gru-* « *meaux* d'une humeur très-épaisse, dont le « séjour me causait souvent des maux de cœur. Je fus de temps à autre attaqué de maux de « gorge aussi violens. J'éprouvai quelquefois « des malaises, et souvent des envies de

« vomir pendant le jour ; le sommeil devint « pour moi d'un si grand besoin, que je dor- « mais souvent dix ou douze heures de « suite.

« Chaque fois que je me livrais à l'ona- « nisme, j'éprouvais une grande démangeai- « son à la verge, une cuisson brûlante à la « plante des pieds, ainsi qu'une grande fatigue, « et un agacement général ; ces accidens « n'étaient que momentanés, et bientôt je « retrouvais toute mon énergie ordinaire ; « mais à l'âge de 17 ans, ou environ, tous « ces symptômes devinrent plus graves, il « s'en manifesta même de nouveaux qui n'ont « pas cessé depuis.

« Le mal qui jusque-là n'avait attaqué que « le physique s'étendit au moral ; mon esprit « devint plus lourd, ma mémoire moins fidèle, « ma conception moins vive, mon imagina- « tion perdit de son feu, mon travail devint « pénible et difficile, et, après avoir fait « mes études avec éclat jusqu'à ce moment, « j'eus la douleur de n'être qu'un bon écolier « pendant deux années de rhétorique.

« Je ne fais nul doute que les rêves que « j'éprouvai alors ne fussent l'effet de l'indis-

« position morale dont je commençais à être « atteint. J'avais naturellement la poitrine « rentrée et le dos courbé, mes reins se re- « plièrent plus que jamais sur eux-mêmes, « et il me fut presque impossible de me re- « dresser; l'épine du dos me fit mal, ma di- « gestion fut plus laborieuse, et l'estomac « plus empâté d'une humeur visqueuse et « épaisse, mon teint devint jaune, mes yeux « se fatiguèrent, s'affaiblirent et restèrent habi- « tuellement cernés, la constipation continua, « comme je l'ai dit ci-dessus.

« Tels furent les premiers accidens sérieux « que j'éprouvai, espérant qu'ils disparaîtraient « sans le secours des remèdes, je ne pris aucune « précaution pour les combattre tant qu'ils fu- « rent supportables; il y a deux ans qu'ils pri- « rent enfin un caractère on ne peut pas plus « alarmant. Ce changement dans mon état s'an- « nonça par l'apparition de deux gros boutons, « d'une forme longue et ovale, qui me survin- « rent à la verge à la suite de cuissons, de dou- « leurs intolérables, j'eus un autre bouton et des « aphtes dans la bouche, une très-grande fati- « gue dans les bras, les jambes et les reins, et « une constipation encore plus prolongée par

« l'absence de toute digestion, par des attaques « de nerfs dont les effets étaient un mouve- « ment convulsif dans les paupières; de l'in- « certitude et de la gaucherie dans tous mes « mouvemens, par un embarras dans la langue « qui m'empêchait d'articuler, par la cessa- « tion de toute espèce d'appétit, et ma tête « était tellement affectée, que j'avais presque « perdu l'usage des facultés intellectuelles, « presque toutes les fonctions du ressort de « l'entendement étaient comme suspendues.

« Je crus devoir prendre des mesures pour « arrêter les progrès du mal, car les accidens « s'étaient aggravés au point que je pouvais « à peine me soutenir, et que j'étais presque « réduit à l'imbécillité; des coliques, des « cuissons sur la tête et sur le corps, une érup- « tion de boutons larges et rouges sur la poi- « trine, tiraillement d'estomac, accompagné « d'une grande chaleur dans les reins, une « evacuation considérable de glaires dont « toutes mes matières étaient imprégnées et « enveloppées.

« Tels furent les nouveaux symptômes que « j'éprouvai, et qui augmentèrent les anciens. « Je consultai le médecin de mon père : il crut

« que j'étais très-faible : il avait bien raison ; « mais une teinture de rhubarbe augmenta « mes coliques, sans apporter de mieux à ma « position, il fallut y renoncer. Ce chirurgien « attribua alors mon mal à une humeur âcre « qui agaçait les nerfs, m'indiqua pour « boisson du bouillon de veau coupé avec de « l'eau de Vichy, et aromatisé avec de l'eau de « fleur d'orange, il me fit prendre tous les « jours deux cuillerées de sirop anti-scorbu- « tique et du sirop de quinquina. Ayant « continué pendant plusieurs semaines ce « traitement sans éprouver de mieux, il « tourna ses idées sur la trop grande pléni- « tude des vaisseaux sanguins, l'engourdis- « sement moral ne pouvant, selon lui, être « attribué à aucune autre cause, il me fit « une saignée assez copieuse, qui ne pro- « duisit aucune diversion utile à l'embarras « du cerveau.

« Voyant que rien ne me réussissait, j'eus re- « cours au médecin de ma famille, qui pensa « d'abord, comme le chirurgien, que mon mal « provenait de l'action d'une humeur âcre sur « les nerfs, et me conseilla de me faire poser « un vésicatoire, que j'ai depuis dix-huit mois,

« et de continuer l'usage du sirop anti-scorbu-
« tique et des eaux de Vichy, coupées avec une
« infusion de cresson.

« Ce traitement paraissant m'attaquer con-
« sidérablement les nerfs, il se persuada que
« tout mon mal provenait de l'atonie de l'es-
« tomac ; en conséquence, il me fit cesser les
« purifians et continuer l'eau de Vichy, coupée
« avec une infusion de petite germendrée,
« mais il n'a pas réussi à me guérir, et si je
« ne suis pas aussi incommodé que je l'étais,
« il n'en est pas moins vrai que je me trouve
« toujours dans un état de maladie depuis
« cinq mois que j'ai cessé les remèdes.

« Voici mon état actuel : au moral, pesan-
« teur d'esprit, faiblesse et fatigue de tête,
« absence de mémoire, difficulté dans la pen-
« sée et dans le discours, incohérence d'idées,
« faiblesse de raisonnement, quelquefois
« suspension des facultés intellectuelles, au
« point d'être deux ou trois heures sans dire
« un mot, réponses gauches, fatigues au bout
« d'une heure ou deux de travail, irrésolution
« pour les choses les plus indifférentes ; si,
« par intervalle, je retrouve mon énergie
« morale, mon imagination donne dans les

« deux extrêmes : ou elle me représente tout « sous un aspect riant, et je suis d'une gaîté « folle, ou elle me représente tout sous un « aspect sinistre, et alors je suis d'une tris- « tesse si profonde, que je vais jusqu'à désirer « la mort. Au physique, ma digestion com- « mence par une grande chaleur intérieure, « par des bâillemens et des hoquets fréquens, « certaines crispations nerveuses dans les « poignets, dans les genoux, et des cuissons « dans les yeux ; elle finit par des tiraille- « mens d'estomac, accompagnés de chaleurs « dans les reins, par un affaiblissement « général. La digestion du soir est la plus « laborieuse. Aux accidens ci-dessus se joi- « gnent une impatience nerveuse universelle, « une chaleur aux mains et une grande « sécheresse de peau, un serrement d'esto- » mac qui remonte jusqu'à la poitrine et « même jusqu'à la gorge, avec une espèce « d'étouffement et une courbature, dont « l'effet est de faire fléchir les jambes sous « moi, et de rendre ma démarche assez sem- « blable à celle d'un homme soûl ; souvent mes « reins se courbent, et je ne puis me redres- « ser. A la suite de ces digestions, toute ma « bouche est garnie d'aphtes, la peau se lève

« et forme avec la salive une espèce de colle « blanchâtre.

« Le matin, quand je me réveille, toutes « les dents me font mal, et sont couvertes de « limon ; mes yeux roulent des cotonnades « glaireuses qui, venant à passer sur les pru- « nelles, m'empêchent de voir distinctement « les objets ; quelquefois mes paupières sont « agitées et éprouvent des mouvemens con- « vulsifs ; d'autres fois j'ai la main si fatiguée « et si incertaine, que j'ai de la peine à tenir « ma plume ; ordinairement je me traîne plus « que je ne marche, à cause de la roideur « habituelle des articulations des genoux et « de la faiblesse que j'éprouve dans les jam- « bes. Depuis deux ans et demi ou environ, « je suis presque réduit à douter de ma viri- « lité ; je n'ai nul désir, et s'il m'arrive d'en « avoir, je ne me sens aucunement en état « de le satisfaire. »

Il est peu de masturbateurs qui ayent eu autant à se plaindre des effets de leurs égaremens que l'auteur du mémoire, dont je n'ai fait que donner un extrait : ce jeune homme, un des plus maltraités que j'ai connus, si j'en excepte des individus des deux sexes devenus épileptiques par suite des mêmes écarts, ne s'est pourtant pas livré, selon son propre aveu, à l'onanisme plus de trois ou quatre fois par semaine, tandis que d'autres retombent dans le même vice beaucoup plus souvent, sans en être beaucoup incommodés. Il en est qui m'ont avoué s'être masturbé tous les jours, pendant des années entières, jusqu'à deux et trois fois, sans avoir trop à s'en plaindre. En les examinant avec attention, j'ai reconnu que c'était parce qu'ils avaient un estomac excellent, et que, s'il m'est permis de m'exprimer ainsi, la recette avait été en raison de la dépense qu'ils avaient faite.

Ce qui rend ce libertinage solitaire et l'abus des femmes si préjudiciables, c'est lorsque le système de la digestion se dérange, que les glandes s'engorgent, et qu'alors le suc nourricier perd, pour me servir des expressions de Kaempf (1), *toute sa qualité douce pour en prendre une éminemment âcre et irritante*, et qu'ainsi il est loin d'être propre à réparer les pertes d'une substance d'autant

(1) Gott Lieb Vogel, ibid., page

plus précieuse qu'elle est, suivant le sentiment de tous les physiologistes, fournie par le cerveau et la moelle épinière, d'où les nerfs tirent leur origine.

Voici comment s'exprime à cet égard le célèbre Campe : Je dirai qu'on n'a pas besoin « de grandes réflexions pour se convaincre de « tout le mal que peut faire la masturbation, « surtout lorsqu'on s'y abandonne dans un âge « peu avancé, avant que la constitution de « notre corps et que le développement de nos « organes soit achevé. Les alimens que nous « prenons pour notre conservation n'étant pas « digérés convenablement, non-seulement ne « fournissent plus de sucs restaurateurs, mais « produisent des humeurs viciées qui engendrent un grand nombre de maladies, et deviennent même un nouveau stimulant pour « retomber dans cette destructive habitude. »

Le nombre des jeunes gens qui se livrent à l'onanisme est si considérable, que je m'étonne souvent qu'il n'y ait que fort peu de médecins qui s'occupent de cette cause de maladies difficiles à guérir, précisément parce que c'est elle qui leur a donné naissance. N'est-ce pas à eux à éveiller à chaque instant, à ce sujet, l'attention des personnes chargées de leur éducation. Je traite en ce moment plusieurs individus qui ne doivent qu'à la masturbation des maux dont ils ont vainement tenté jusqu'ici de se guérir, et qu'ils auraient évités si ceux entre les mains desquels ils se sont trouvés dans leur enfance, instruits par les médecins de leur maison, eussent exercé une surveillance suffisante sur leurs élèves.

J'ai quelquefois entretenu de cette manière de se détruire, ou au moins de rendre sa vie bien triste, des pères de famille et des instituteurs; il en est qui m'ont tenu un langage bien étonnant : « Je ne doute point « que mon fils, me disait un jour l'un d'eux, « n'ait contracté cette habitude; mais je n'ose « lui en parler, la pudeur s'y oppose. »

Il vaut donc mieux, Monsieur, lui répondis-je, laisser périr votre enfant? Eh quoi! vous craignez de blesser la pudeur en lui faisant ouvrir les yeux sur sa conduite, en l'effrayant sur les conséquences graves qui peuvent en résulter. La pudeur, Monsieur, ne se trouve blessée que lorsqu'on occupe, d'idées capables de troubler les sens, des individus pour lesquels elles sont tout à fait étrangères. A peine aurez-vous prononcé quelque mots, que vous serez compris. Si le front de votre fils se colore, ce ne sera que parce qu'il se verra dévoilé, et vous ne tarderez pas à obtenir de lui des aveux bien utiles, puisqu'alors vous lui démontrerez le danger, pour ses jours, auquel son habitude vicieuse l'expose; il y renoncera dès le moment même, n'en doutez pas, et vous aurez rempli le devoir d'un bon père.

Les glaires (d'après ce que j'ai dit ailleurs, je pourrais me dispenser de le répéter encore), les glaires, dis-je, comptent parmi les causes qui les produisent le plus fréquemment, l'onanisme, rien ne m'est autant démontré; aussi je n'oublie jamais, lorsque je questionne les malades qui me consultent, de leur demander s'ils ont donné dans ces sortes d'écarts, et j'apprends qu'ils sont souvent la source unique du mal dont on se plaint dans un âge même avancé, quoiqu'on y ait renoncé depuis long-temps. Si les enfans étaient exactement surveillés, on n'en verrait pas autant de cacochimes, on ne verrait pas autant de ces spectres ambulans qui, nés avec une heureuse constitution et de parens sains, auraient pu jouir d'une santé robuste ; leur teint pâle et défait, leurs yeux ternes et cernés, leur estomac délabré , leur extrême maigreur, n'annoncent que trop une mort prématurée et très-prochaine; ou ne leur promet, s'ils survivent, qu'une santé toujours languissante (1).

Quels avantages la société peut-elle tirer de pareils sujets, ennuyés de la vie, pour ainsi dire en naissant? Ils ne sont jamais capables de travaux un peu pénibles, ils maudissent leur existence, et adressent à ceux qui ont eu soin de leur enfance des reproches bien amers et quelquefois bien mérités.

Un jeune homme m'écrivait, le 6 juin 1807, au moment où je venais de publier mes lettres sur les dangers de l'onanisme :

« C'est avec une grande satisfaction que j'ai
« vu paraître, il y a quelques mois, votre
« ouvrage sur les dangers de l'onanisme ; les
« progrès effrayans que fait tous les jours

(1) Il ne faut cependant pas toujours attribuer à la masturbation des symptômes qui peuvent dépendre du mauvais tempérament avec lequel naissent un assez grand nombre d'individus.

« cette funeste passion, presque générale au-
« jourd'hui, rendent inconcevables le silence
« des médecins et l'insouciance des maîtres à
« son égard ; partout on en voit les ravages
« sans trouver nulle part un seul livre que
« l'on puisse mettre dans les mains des jeunes
« gens. Quelques médecins, je le sais, ont
« écrit sur ce sujet en notre langue, mais
« aucun, sans en excepter Tissot, n'ont
« écrit pour le jeune âge. C'était à vous,
« Monsieur, qu'il était réservé de donner
« l'éveil aux parens, aux maîtres et aux élèves,
« et de les mettre à même de prendre des
« mesures dont il ne serait point indigne du
« gouvernement de s'occuper. »

Je pourrais rapporter ici plusieurs autres lettres qui m'ont été écrites par des personnes qui se plaignent beaucoup de ce qu'on ne les a point assez surveillées à une époque de leur vie où il était aisé de les préserver des suites funestes de l'onanisme.

Je suis forcé de le dire, les instituteurs ne font point assez d'attention à leurs élèves, ils ne les observent pas assez dans leurs habitudes ; peu de précautions sont prises par eux pour leur faire connaître les dangers de la masturbation. S'ils l'ignorent, je le leur apprends; c'est dans leur maison que les enfans perdent leur santé, qui semble n'entrer pour rien dans les soins qu'ils leur doivent.

En leur donnant cet avis, j'ai rempli mon devoir comme médecin; c'est à eux à remplir les leurs, et de répondre à la confiance des familles; au surplus, je ne suis pas le seul qui ait été à portée de savoir que c'est presque toujours chez eux que les enfans apprennent à altérer leur santé.

Lorsqu'on est un peu avancé en âge, on convient volontiers des erreurs de l'enfance ou de la jeunesse; mais il n'en est pas de même dans ces deux premières époques de la vie, un sentiment de honte empêche souvent que les médecins ne soient parfaitement instruits.

Un jeune homme, aujourd'hui âgé de 25 ans, et qui s'est masturbé depuis l'âge de 14 jusqu'à 19, fut atteint, il y a cinq ans, de maux de tête qui bien certainement avaient leur siége dans l'estomac tout à fait délabré; il alla consulter un médecin qui, n'étant point instruit de la conduite qu'il avait tenue, lui ordonna une saignée, qui, comme cela devait être, ne fit que fatiguer son organisation; depuis cette saignée, il n'a cessé d'avoir la vue si faible, qu'il ne peut lire ou écrire que très-peu de temps; j'espère qu'elle se renforcera au fur et à mesure que son estomac, plein de glaires, deviendra plus à même de remplir ses fonctions.

Je viens de le dire, un sentiment de honte empêche que la vérité ne sorte de la bouche des jeunes gens; ce sentiment est souvent partagé par les parens eux-mêmes lorsqu'ils consultent, ce qui me paraît d'autant plus surprenant qu'ils doivent craindre, à moins qu'ils ne soient tout à fait dépourvus de sens, que les médecins ne donnent alors des conseils bien dangereux.

« Pourquoi faut-il, dit le célèbre Gott Lieb « Vogel (1), qu'après avoir exposé tout ce « que fournissent ou requierrent le bon esprit « et la raison, je doive découvrir mainte- « nant ce qu'y oppose par fois le plus insigne « travers? Croira-t-on bien que des pères et

(1) Instructions pour les pères et les instituteurs sur la manière de découvrir, prévenir et guérir les ravages plus étendus et plus cruels que jamais de la masturbation, par Samuël Gott Lieb Vogel, conseiller et professeur de médecine à Rostock, in-8°, 2 vol.

« mères n'osent quelquefois avancer que leurs « enfans sont sujets à ce vice ou à cette pra- « tique, et craignent de leur imprimer, par « cet aveu, une éternelle flétrissure ? J'en ai « pardevers moi le plus complet exemple. « Oui, j'ai vu des péres et mères s'obstiner « un jour à me nier ce qui était visible comme « le soleil en plein midi, et ce dont je m'aper- « cevais qu'ils étaient parfaitement instruits « eux-mêmes. Je plains cordialement ceux « qui ont assez peu de confiance en leur mé- « decin pour tenir une pareille conduite, « comme si l'homme de l'art ne se faisait pas « toujours un premier devoir de garder le « plus profond secret sur tout ce qu'on lui a « confié ; mais je ne plains pas moins l'officier « de santé auquel on refuse une confiance dont « il a besoin et dont il est presque toujours « digne. Que ne puis-je d'abord persuader aux « parens qu'ils n'ont rien à craindre pour leurs « enfans, lorsqu'ils les traduisent devant de tels « juges ! et que ne puis-je leur persuader en- « suite que bien loin que leurs enfans soient « coupables, ils ne sont ordinairement que « plus ou moins indisposés ! Malgré tout cela je « ne doute point que beaucoup de parens ne « continuent à cacher, par mauvaise honte,

« un état dont on tirerait leurs enfans à l'instant « même, s'ils le faisaient connaître, et qu'ils ne « les laissent s'enfoncer, avec une progression « de la rapidité la plus effrayante, dans un pré- « cipice dont, après un certain temps, il n'y a « presque plus, ou il n'y a même aucun moyen « de les tirer. »

CHAPITRE IX.

Les fleurs blanches et la gonorrhée bénigne peuvent aussi être produites par l'onanisme.

On remarque souvent que les fleurs blanches et la gonorrhée bénigne, qui, comme je l'ai dit, doivent être considérées comme des affections glaireuses, et ont fréquemment pour cause des chagrins vifs, résultent aussi souvent des excès de l'onanisme; et en examinant les personnes qui en sont atteintes, on verra que leur estomac est faible, que leurs digestions sont lentes et quelquefois douloureuses, que leurs nerfs sont plus ou moins irrités, et que les femmes, chez qui ces sortes d'écoulemens sont beaucoup plus considérables que chez les hommes, ont la peau presque constamment sèche, que toutes se plaignent de glaires qui s'évacuent quelquefois spontanément par les selles ou les urines; on remarquera encore que, chez plusieurs de ces dernières, les fleurs blanches et la migraine ont lieu alternativement.

CHAPITRE X.

Il n'y a aucun danger à guérir les fleurs blanches, lorsqu'on prend assez de précautions pour que la matière ne reflue point dans le sang et ne se fixe sur aucun autre viscère.

Quelques praticiens ont prétendu que les fleurs blanches étaient un mal nécessaire, qu'elles étaient le préservatif de beaucoup d'autres bien plus grands, qu'il fallait, par conséquent, se garder de les guérir; j'ai combattu dans un ouvrage qui traite de ces maladies (1), ce raisonnement absurde et dangereux, qui peut empêcher un grand nombre de femmes de se traiter, et les

(1) De la Gonorrhée bénigne et des fleurs blanches, 1 vol. in-8°.

déterminer à vivre avec un ennemi que la moindre circonstance peut forcer à se porter sur un point de l'économie animale très-essentiel à la vie, comme la poitrine et le foie, où il commet le plus souvent de grands désordres. J'ai guéri plusieurs femmes atteintes de ces écoulemens depuis un temps fort long, sans qu'aucune ait jamais eu à se plaindre des effets du traitement que je leur ai fait suivre, ni de ceux de la suppression d'une évacuation à laquelle la nature était habituée depuis long-temps; mais que de patience ne faut-il pas souvent et de la part du médecin et de la part des malades! avec quelle attention ne doit-on pas prendre les remèdes et suivre un régime, long-temps même après la guérison, éviter, surtout, les occasions capables de fatiguer le moral, soit par des contrariétés, malheureusement trop ordinaires dans les ménages, soit par des nouvelles assez affligeantes pour occasionner au cœur des serremens multipliés, et obliger, par suite de ces serremens, l'humeur transpirable à rétrograder et à se porter de nouveau sur les glandes de la matrice, ainsi que cela est arrivé à deux dames qui se croyaient guéries pour toujours!

PREMIER FAIT.

Fleurs blanches qui alternaient avec des migraines et guéries à la suite d'évacuations glaireuses soutenues pendant six semaines; leur récidive occasionnée par des contrariétés que l'on éprouve et qui causent beaucoup de chagrin.

Une dame russe qui m'a consulté, il y a dix mois, sur la même maladie, m'écrit de Lausanne en Suisse, que depuis neuf mois qu'elle en était guérie, elle n'avait eu à se plaindre du plus léger accident; que des migraines qu'elle avait alternativement avec les fleurs blanches, avaient également disparu; ce qu'elle avait attribué à des évacuations glaireuses, provoquées tous les jours, six semaines de suite, par les remèdes que je lui avais conseillés; que la transpiration, qui chez elle était nulle, s'était tout à fait rétablie; mais que des contrariétés, qui depuis un mois font le tourment de sa vie, avaient fait reparaître et ses migraines et ses fleurs blanches; qu'elle avait depuis ce temps la peau constamment sèche, et que, quelque mouvement qu'elle se donnât, elle ne pouvait parvenir à transpirer; que son estomac était tellement surchargé de glaires, qu'elle en rendait par la bouche à tout instant de la journée; que cette humeur se portait même sur ses poumons, ce qui lui occasionnait de la difficulté à respirer; que ses digestions ne se faisaient plus; qu'elle allait difficilement à la garde-robe, et que les matières qu'elle rendait étaient couvertes de pellicules glaireuses.

DEUXIÈME FAIT.

Un chagrin vif fait reparaître les fleurs blanches dont une femme se croyait délivrée pour toujours.

« J'étais guérie, m'écrivait, il y a quelque « temps, une dame des environs d'Aix-la-« Chapelle, ou du moins je me regardais » comme telle, puisque depuis six mois les « pertes abondantes pour lesquelles je vous ai « consulté avaient totalement disparu, ainsi « que les glaires que souvent je rendais en « quantité dans mes selles, lorsqu'un chagrin « des plus vifs, occasionné par la perte d'une « fille chérie, dont on est venu m'apprendre la « mort, a fait tout-à-coup reparaître et les

« glaires et les fleurs blanches avec autant « d'abondance qu'autrefois. Je ne crois pas, « Monsieur, qu'aucun remède puisse rien « produire de bien, tant que l'image de ma « fille se présentera à ma pensée, parce que « toutes les fois que cela m'arrive, et ce n'est « que trop souvent pour ma santé, mes per- « tes blanches augmentent. J'attendrai donc « que mon âme soit moins triste pour re- « prendre votre traitement, qui m'avait si bien « réussi, car depuis qu'elles avaient cessé « d'exister je me portais on ne peut mieux. »

D'après ce qui vient d'être dit, il n'y a aucun danger à guérir les fleurs blanches et la gonorrhée bénigne, dont la durée trop longue peut donner lieu à une foule d'accidens très-graves, lorsqu'elles sont entretenues par un vice âcre, et que l'on ne se fait pas une loi de la propreté.

J'ai parlé dans le traité dont je viens de parler de l'inconvénient que pouvaient avoir les injections : j'ajouterai ici que tous les jours j'ai occasion de m'en convaincre davantage ; aussi ne saurais-je trop en recommander la lecture, on y trouvera des conseils relatifs au traitement de ces sortes de maladies.

Dans le chapitre qui va suivre, je m'occuperai des aigreurs qui surviennent à un grand nombre de personnes ayant en même temps à se plaindre des glaires.

CHAPITRE XI.

DES AIGREURS.

Lorsque l'estomac est faible et qu'on a à se plaindre des glaires, il est rare que l'on n'éprouve point de fréquentes aigreurs.

Presque toutes les personnes qui ont l'estomac faible, et qui en même temps ont des glaires, se plaignent d'aigreurs; ces aigreurs, connues aussi sous le nom d'acides, occasionnent fréquemment des maladies très-difficiles à guérir. Les alimens qui contribuent le plus à donner des aigreurs sont ceux qu'on appele farineux, tels que les haricots, les féves, les pois, le riz, le lait, la chair des jeunes animaux, comme le veau, l'agneau, le cochon de lait, etc.

Lorsque les digestions sont parfaites, et qu'on transpire aisément, le principe de ces aigreurs s'échappe par les pores; cette opinion est confirmée par l'expérience de tous les jours : c'est ce principe qui, coagulant la partie caseuse du lait (fromage), en forme des caillots plus ou moins volumineux, que vomissent les individus qui éprouvent des *aigreurs ;* c'est encore lui qui épaissit le sang, et l'empêche de traverser les vaisseaux les plus déliés, et qui donne lieu à la paralysie, à l'apoplexie, aux douleurs rhumatismales et souvent au mal caduc, qui s'oppose au développement du corps des enfans ; qui produit les engorgemens de leur ventre, toujours accompagnés de la bouffissure de leur visage; c'est également ce principe qui fixant l'humeur transpirable dans les glandes de la peau, contribue à la formation des dartres, dont l'espèce varie suivant la nature du vice, qui s'identifie avec cette humeur; aussi reconnaît-on des dartres véroliques, scorbutiques, cancéreuses, etc., lesquelles exigent chacune un traitement particulier.

La présence des aigres est annoncée par plusieurs signes, comme les rapports acides, des picotemens à l'estomac, un sentiment de faim presque continuel, des démangeaisons dans le nez, des sueurs au visage, qui se font remarquer immédiatement après les repas, à l'odeur des excrémens.

Lorsque les aigres sont répandus dans les intestins, ils altèrent la couleur et l'action de la bile; ils donnent lieu à des coliques, à des dévoiemens, à des dyssenteries; et chez les adultes comme chez les enfans, à des engorgemens dans les différentes parties du bas-ventre: ce sont eux qui donnent naissance aux pâles couleurs des filles.

Je viens de dire que les aigres produisaient des dartres; d'autres fois aussi ils causent des rougeurs et des boutons qui surviennent non seulement au visage, mais encore sur toute l'habitude de la peau: ce sont les aigres qui produisent les toux sèches et presque convulsives des adultes, des enfans, les convulsions de ces derniers; et une foule d'autres accidens qui doivent également leur être attribués.

Ceux qui digèrent parfaitement, et qui transpirent de même, ne sont point tourmentés par les acides, ni par conséquent par les glaires; aussi ne les entendrez-vous jamais se plaindre de maux de nerfs ou des autres maladies dont je viens de faire l'énumération. Si on les examine au moral, on verra qu'ils sont naturellement gais, et qu'ils recherchent avec empressement toutes les occasions de se réjouir; que personne n'est plus aimable qu'eux en société; tandis que ceux qui se plaignent journellement d'aigreurs fréquentes et de glaires, sont en général mornes et silencieux, et comme je l'ai dit ailleurs, toujours inquiets sur leur situation; ils ne pensent qu'à elle; le plus souvent ils la trouvent beaucoup plus grave qu'elle ne l'est; ils profitent avec une sorte de répugnance des occasions de se distraire; ils aiment la solitude; et le mouvement, qui leur est si nécessaire, est ce qu'ils recherchent le moins. Voici des exemples qui étayent cette assertion.

PREMIER FAIT.

Un chagrin vif occasionne le dérangement de l'estomac, qui se remplit de glaires et d'aigreurs insupportables. Un homme de 40 *ans, qui jusque-là avait été fort gai, en devient mélancolique.*

Un malade demeurant à Marseille, m'écrivait, il y a quelques jours :

« Je suis encore jeune, puisque je n'ai pas

« plus de 40 ans : jusqu'à 35 j'ai joui de la « meilleure santé ; mon estomac digérait à « merveille ; je pouvais manger de tout, je « ne connaissais pas ma force ; j'étais toujours « gai ; je recherchais les sociétés aimables, et « surtout celles des femmes ; j'étais très-leste ; « j'aurais fait dix à douze lieues par jour, « sans en être fatigué ; mon sommeil était des « plus tranquilles.

« Tous les ans, au commencement des « chaleurs, je faisais des promenades assez « longues ; j'aimais beaucoup à jouer aux « barres, à la paume, au volant ; en un mot, « à tous les jeux qui m'obligeaient à des exer- « cices que je considérais comme salutaires, « et qui l'étaient en effet, puisqu'ils me fai- « saient beaucoup transpirer : mais depuis un « chagrin violent que m'a causé la perte d'une « épouse chérie, mon estomac a cessé de di- « gérer, et bientôt il s'est trouvé rempli de « glaires, dont on a essayé, mais jusqu'ici sans « succès, de détruire la cause par l'usage de « l'émétique, remède qui semble avoir aug- « menté mon mal ; du moins est-il vrai de « dire que mes glaires sont tout aussi abon- « dantes qu'avant d'y recourir ; et que j'é-

« prouve en outre *des aigreurs insupporta-*
« *bles*, qui le deviennent encore plus lors-
« que je prends quelques alimens ou boissons
« acides, comme soupe aux herbes et limo-
« nade.

« J'avais autrefois la peau douce; je trans-
« pirais aisément: aujourd'hui elle est sèche
« et aride; et dès le commencement du prin-
« temps, elle se trouve couverte d'un nombre
« considérable de plaques dartreuses; je suis
« toujours triste : moi qui, comme je viens
« de vous le dire, aimais tant la société des
« femmes, je suis loin de la rechercher au-
« jourd'hui; je resterais plusieurs mois sans
« sortir, si des amis, qui quelquefois me fati-
« guent, et contre lesquels je me fâche le
« plus souvent, quoique leur motif soit très-
« louable, ne m'obligeaient à quitter ma
« maison. »

DEUXIEME FAIT.

Le chagrin que cause la perte de la fortune, donne subitement lieu au dérangement de l'estomac chez un homm de 45 ans, qui commença huit jours après à vomir une humeur limpide et gluante dont l'âcreté était si grande, qu'elle brûlait le bois du plancher, presqu'autant que l'aurait fait l'eau forte : il éprouve pendant plusieurs années des aigreurs qui brûlent le creux de l'estomac.

« J'ai 78 ans, m'écrit un autre malade, dans « un mémoire à consulter que j'ai sous les yeux. « A 45 ans je n'avais pas encore su ce que « c'était que d'être malade; je digérais fa« cilement tout ce que je mangeais; chaud ou « froid, tout m'était égal; peu de chose m'a« musait, et j'aimais beaucoup la promenade; « je dormais tranquillement; j'avais, l'été, des « transpirations, qui, je crois, contribuaient « beaucoup à me faire bien porter. Le mal« heur a voulu que j'aie perdu ma fortune dans « une faillite : je ne saurais vous exprimer, « Monsieur, ce qui se passa d'étrange dans « tout mon être, lorsqu'on vint m'apprendre

« cette faillite; ce qu'il y a de certain, c'est « que dès-lors mon estomac cessa de digé« rer : au bout de huit jours je commençai à « vomir une humeur limpide et gluante, qui, « sans doute, était *bien âcre, puisqu'elle « brûlait le bois du plancher, presque au« tant que l'aurait fait de l'eau-forte. J'ai « éprouvé pendant plusieurs années des ai« greurs qui me brûlaient le creux de l'es« tomac :* je n'ai cessé d'avoir les nerfs très« susceptibles, et au point que le moindre « bruit m'effraye.

« Je suis devenu très-timide; je n'aime plus « le monde; je n'éprouve plus d'aigreurs de« puis long-temps, mais je ne cesse d'avoir « des glaires auxquelles j'attribue une attaque « d'apoplexie que j'ai eue à l'âge de 65 ans; « mes crachats sont presque toujours très« collans, quelquefois comme des blancs « d'œufs fouettés; ils sont salés : ils sont « moins abondans lorsque je rends beau« coup d'urines, et qu'elles sont chargées. « J'ai la peau toujours sèche; mes digestions « ne cessent d'être lentes et douloureuses; je « n'ai plus de sommeil; j'ai de temps à autre « des étouffemens qui me font craindre une

« autre attaque d'apoplexie, que j'ai peut-« être évitée jusqu'ici par le soin que j'ai de « peu surcharger mon estomac, et de ne ja-« mais souper. »

Je crois devoir actuellement m'occuper des maladies occasionnées par les vents, maladies qui, le plus souvent, attaquent les personnes qui ont à se plaindre de l'humeur glaireuse. Ce sera le sujet du chapitre suivant.

CHAPITRE XII.

DES VENTS.

A mesure que les alimens que nous prenons se digèrent, il s'en développe de l'air, qui se comprime de nouveau, ou qui se dilate beaucoup. Cet air s'introduit partout, et occàsionne des vents, dont les effets sont infiniment variés. Les coliques d'estomac, celles des intestins, la difficulté de respirer, les nausées, la céphalalgie, les vertiges, la constipation, sont autant d'accidens que causent les vents.

Il est encore une maladie bien difficile à

guérir, et que produit le séjour des vents au bas-ventre ; cette maladie est connue sous le nom de tympanite ou hydropisie sèche. Les personnes qui en sont attaquées, se plaignent d'avoir dans les épaules et dans les cuisses des vents qu'on déplace en faisant des frictions sèches sur ces parties, ou en les comprimant, ce qui les soulage beaucoup. Il est rare que les personnes qui ont des glaires, ne soient pas en même temps fatiguées par des vents. Je vais rapporter quelques faits à l'appui de ce sentiment.

PREMIER FAIT.

Une personne se plaint de ce que les vents lui donnent peu de repos.

« Les vents me tourmentent sans cesse, dit « un malade, dans un mémoire à consulter « que j'ai sous les yeux. J'en rends à chaque « instant par le haut et par le bas ; et je res- « sens de légères coliques, des pesanteurs de « tête, pour peu que ma transpiration soit « contrariée, et que le dégagement gazeux « éprouve des obstacles ; mes selles sont très- « fréquentes ; tous les six ou huit jours j'ai « des diarrhées glaireuses, parfois avec des

« picotemens et des douleurs hémorroïda-
« les. »

DEUXIÈME FAIT.

Étouffemens qui ne cessent qu'en rendant beaucoup de vents.

Un monsieur de Marseille m'écrit :

« Je suis sujet à des étouffemens qui ne se « dissipent que lorsque j'ai réussi à rendre, « particulièrement par le haut, une grande « quantité de vents, qui quelquefois se por- « tent à ma tête, et me font beaucoup souf- « frir. J'ai de temps à autre des évacuations « glaireuses par les selles, qui durent deux « ou trois jours, avec de fortes coliques. »

Je pourrais citer beaucoup d'autres faits semblables; mais je me bornerai à ceux qu'on vient de lire, pour faire connaître les différentes causes qui peuvent occasionner la formation des vers, qui toujours prennent naissance dans la matière glaireuse, et de quelques-unes des maladies que produisent ces insectes.

CHAPITRE XIII.

DES VERS.

Je le répète, les vers prennent naissance dans les glaires, aussi ne doit-on pas s'étonner si la plupart des personnes qui sont tourmentées par cette humeur, le sont également par les vers, genre d'insectes qui donnent lieu à bien des maladies, dont voici quelques-unes.

PREMIER FAIT.

Symptômes qui sembleraient annoncer que des attaques d'épilepsie seraient occasionnées par des vers.

Une jeune demoiselle épileptique a des accès moins fréquens, lorsqu'elle rend des vers *Lombricaux*. Il en est de même quand par l'effet du tartre stibié, elle vomit beaucoup de glaires; cette jeune personne doit sa maladie à une frayeur, ce qui semble prouver que les vers entrent pour beaucoup dans la formation des accès, c'est qu'ils s'annoncent par une douleur vive et un sentiment de piquement dans la région *épigastrique*, telles sont les expressions dont se sert le rédacteur du mémoire : depuis, ce sentiment de piqûre les a toujours précédés ; elle a de grands et petits accès ; si la malade a le temps d'avaler quelques gorgées d'une boisson quelconque, elle s'oppose aux derniers.

DEUXIÈME FAIT.

Un laboureur et son épouse, des environs de la ville d'Avray, m'amenèrent, il y a quelques années, un enfant de trois ans qui était épileptique, leurs réponses aux diverses questions que je leur fis ne me permirent point de douter que sa maladie ne fût occasionnée par des vers, et je me conduisis d'après ce sentiment, que confirma, quelques mois après, sa guérison survenue après en avoir rendu à plusieurs reprises, de l'espèce de ceux que j'ai nommés dans l'observation précédente, ainsi qu'une grande quantité de glaires. Voilà dix ans que cet enfant n'a eu d'atteintes d'une maladie, qui n'est souvent incurable que parce que quelques peines que se donnent les médecins, il leur est impossible d'en découvrir la vraie cause.

TROISIÈME FAIT.

Le Tenia ou ver solitaire se trouve chez une personne qui a aussi à se plaindre de glaires; la même personne dit avoir eu toute la vie des obstructions à la rate.

« Je ne recourrai point à la plume des mé-
« decins, m'écrit une dame des environs de
« Limoges, pour vous peindre mon état;
« voici ce que j'éprouve: J'ai eu, il y a quatre
« ans, de grands chagrins; depuis ce temps
« mes digestions se sont dérangées et je n'ai
« cessé d'avoir un crachement continuel d'eau
« salée et très-claire qui me donne des maux
« de cœur toutes les fois qu'il m'arrive d'en
« avaler; ce crachement m'épuise; depuis
« long-temps mes urines sont beaucoup moins
« abondantes; j'ai très-souvent les jambes en-
« flées. Voilà un mois que je ne fais aucun
« remède, parce qu'on m'a dit que ma mala-
« die était incurable: j'ai eu toute ma vie des
« obstructions à la rate. »

« J'ai rendu, il y a trois ans, une aune et
« demi d'un ver qu'on nomme Tenia, ou *ver*
« *solitaire*, depuis cette époque j'en ai rendu
« des parcelles; un remède que j'ai pris et qui

« m'a fait rendre beaucoup de glaires, semble l'avoir fait disparaître, car je ne le sens « plus monter à mon cou comme avant. Il y « a huit jours que j'ai rendu deux vers *Lombricaux*, d'une nature ordinaire : il s'en détache, par fois, sous la forme de grumeaux « très-durs. »

QUATRIÈME FAIT.

Vers Lombricaux trouvés morts au milieu de l'humeur glaireuse.

Dans un mémoire à consulter, qui porte la date du 15 octobre 1809, mémoire que m'a remis le malade lui-même, il est dit que trois ans avant, il avait eu plusieurs évacuations glaireuses dans lesquelles on trouva plusieurs vers Lombricaux morts; il avait déjà été très-tourmenté par des ascarides; il s'était beaucoup masturbé. Ce malade avait eu un grand amour pour l'étude, à laquelle il s'était livré avec excès, parce qu'il désirait, suivant qu'il le dit lui-même, devenir très-savant.

Clauderus, éphém. germ. déc. 2 an 6, obs. 191, pag. 381, assure qu'une femme de 36 ans, étant dans une prairie, fut surprise par une douleur dans l'hypocondre droit ; quelques jours après il parut une grosseur qui, étant venue en pointe, s'ouvrit. Il en sortit trois gros vers et ensuite une matière jaune, *épaisse et transparente ;* cet écoulement dura pendant quatre ans, cela n'empêchait point la malade de vaquer à ses affaires domestiques, mais la cinquième année le trou de l'abdomen s'étant agrandi, *l'ileum* sortit en dehors avec une partie du colon, de la longueur du doigt. Ses deux intestins restèrent pendus et, par le trou du colon, qui était de la largeur d'un travers de doigt, passait tous les jours une matière séreuse, jaune, épaisse et analogue à un chyle indigeste.

La nature avait recouvert ces deux intestins d'une peau rouge et charnue, il ne passait plus de matière fécale par l'anus ; au bout de quelques mois il sortit par le trou du colon une partie de l'ileum, qui continua d'augmenter jusqu'à la longueur d'une demi-aune.

Le premier écoulement continuant toujours, l'ileum rentrait en partie dans l'abdomen, quand la malade était couchée ; le jour elle marchait et faisait ses affaires domestiques ; elle ne pouvait rien mettre sur le trou du *colon* pour se garantir de l'injure de l'air, parce que la sérosité qui en découlait sans cesse excitait une douleur ardente quand elle était arrêtée.

Ce qui était surprenant, c'est que cette femme se portât bien d'ailleurs, que la sérosité ou le chyle indigeste n'ait jamais été fétide (1), malgré les impuretés et les excrémens qui n'avaient pas de voies différentes.

Cette pauvre femme, qui comptait beaucoup sur la providence et la bonté de son tempérament, mourut l'année suivante, sans qu'on sût de quelle maladie.

Paulinus, Eph. germ. déc. 2 an 6, page 34, dit qu'une religieuse qui était hydropique, et qu'on ne pouvait guérir, prit le remède d'un homme qui n'était point médecin, dont elle faillit périr : quatre heures après elle rendit une boule *pituiteuse et dure*, qui avait la forme et la grosseur d'un œuf d'oie. L'ayant cassé, elle répandit une puanteur

---

(1) La glaire n'a point de fétidité à moins qu'elle ne soit unie à quelque autre matière.

insupportable : on y trouva plusieurs vers couverts de poils.

Ainsi que je l'ai dit plus haut, les vers ne se trouvent pas seulement dans l'estomac et les intestins. Dans l'ouvrage dont j'ai extrait les faits que l'on vient de lire, on assure qu'on en a trouvé un situé dans le rein droit d'une femme sujette à des évanouissemens et à des maux de tête, depuis deux ans qu'elle avait fait une chute : deux polypes furent trouvés dans l'oreille droite de son cœur; mais on devait attribuer les accidens dont je viens de parler, moins au ver qu'à une petite portion d'os pointue comme un grain d'avoine, qui existait entre la pie-mère et la dure-mère; elle y était adhérente, et semblait la percer auprès de la sutture sagittale.

Dans mon Traité de l'Épilepsie (1) j'ai cité quelques faits qui prouvent que si souvent cette maladie est le résultat d'une humeur glaireuse, qu'il suffit d'évacuer avec méthode pour en être délivré, quelquefois aussi elle est inguérissable parce qu'il est impossible de

(1) De l'épilepsie en général et particulièrement de celle qui est déterminée par des causes morales, un vol. in-8°.

détruire une ou plusieurs éminences osseuses et aiguës, produites par les sutures, et qui occasionnent des accès lorsqu'elles touchent aux méninges qu'elle irrite.

Gabriel, act. phys. med. germ. déc. 3, ans 7 et 8, obs. 189, page 308, rapporte qu'une femme de 50 ans avait un grand mal de tête; la douleur la plus vive se faisait sentir vers les tempes; elle en fut délivrée par la sortie d'un ver par le nez : au bout d'un mois la douleur revint et se dissipa par le même moyen; cela dura trois ans dans le même ordre périodique. Alors la douleur cessa; et il sortit du dos de cette femme plusieurs petits vers un peu noirs : de petites croûtes noirâtres faisaient distinguer les passages que ces insectes s'étaient fait par la peau.

Les vers se représentent souvent chez les personnes studieuses, menant une vie sédentaire, chez celles qui ont éprouvé des chagrins vifs, ou qui ont contracté l'habitude de l'onanisme.

Toutes ces causes, ainsi que je l'ai dit assez souvent, sont capables de déranger l'estomac et de donner naissance à la glaire, qui doit être considérée comme la matière la plus propre à favoriser le développement des vers de toute espèce ; aussi rencontre-t-on souvent ces insectes chez les personnes studieuses, chez celles qui mènent une vie sédentaire, qui ont eu des chagrins vifs, ou qui ont contracté l'habitude de l'onanisme ; mais on les trouve plus particulièrement chez les individus qui font usage de crudités, de même que les enfans qui y sont beaucoup plus sujets que les adultes.

J'en ai prévenu les jeunes praticiens dans mon Traité des Glaires. Pour pouvoir détruire les vers sans avoir à craindre de les voir reparaître, il faut absolument entraîner avec eux cette humeur qui les enveloppe souvent si bien, que les médicamens les plus propres à les détruire ne peuvent les atteindre.

Le ver solitaire n'est aussi difficile à vaincre, que parce que cette humeur, que l'on peut comparer à une espèce d'enduit, garantit son corps de l'action des sels, la plupart très-amers, que contiennent les substances qu'on lui oppose.

La gale et la phthisie pulmonaire, qu'elle occasionne quelquefois par sa rentrée dans le sang, seraient-elles chez les animaux et chez les hommes le produit de vers qui ne pourraient être aperçus qu'à l'aide d'un microscope ?

M. Morel de Vindé, correspondant de l'académie royale des sciences, assure dans un mémoire qu'il a lu à ce corps savant, le 18 mars 1811, qu'il a cru reconnaître que plusieurs maladies des moutons avaient pour cause l'invasion et la multiplication de divers animaux, soit extérieurement parasites, soit intestins, parmi lesquels il range les vers : il appelle les uns et les autres microscopiques, parce qu'on ne peut les apercevoir qu'à l'aide d'un microscope; il cite des exemples de maladies qu'il leur attribue; la gale serait occasionnée par ces vers, qu'il considère, ainsi que quelques physiologistes modernes, comme un moyen de communication de cette maladie, d'un individu à un autre. Un seul de ces insectes établi sur un animal, y répand rapidement une nombreuse progéniture, et jette ensuite des colonies sur d'autres animaux voisins.

La phthisie, considérée chez les animaux et les hommes comme l'écueil de la médecine, serait aussi causée, suivant le même auteur, par des insectes qui ne peuvent non plus être aperçus qu'à l'aide d'un microscope; les dépôts lymphatiques, appelés hydatides seraient encore produits par des vers; la cachexie, le tourni des moutons, la ladrerie des porcs en seraient également l'ouvrage.

On sent aisément de combien de maux on connaîtrait les causes et par conséquent les remèdes, puisqu'il ne s'agirait, pour les détruire, que d'empoisonner les vers.

Le mercure ne guérirait-il le mal vénérien que parce qu'il détruirait des animaux particuliers aux organes de la génération?

M. Morel de Vindé pense que si le mercure guérit la maladie vénérienne, c'est parce qu'il détruit des animaux intestins particuliers aux organes de la génération. Long-temps avant lui, *Pierre Dessault* nous apprend, dans son *Traité des maladies vénériennes*, qu'il estime que le levain vénérien consiste dans des vers inperceptibles. « Hors, ajoute-« t-il, avec Deidier, si l'on emploie avec « succès le mercure dans le traitement de la « vérole, c'est qu'il tue les vers. »

CHAPITRE XIV.

On ne peut espérer de se débarrasser tout à fait de l'humeur glaireuse, qu'autant que l'on transpire sur tous les points.

Il est peu de personnes qui, en faisant usage de remèdes propres à évacuer la glaire, ne conçoivent l'espérance de s'en débarrasser entièrement; cependant, lorsqu'on a lu avec attention celui de mes ouvrages qui traite de cette humeur, il suffit de quelques réflexions pour sentir que l'on ne peut souvent qu'en diminuer le volume; car si, comme je crois l'avoir prouvé, les glaires sont formées de la transpiration ou de la matière qui résulte de digestions imparfaites, on ne peut espérer de s'en débarrasser entièrement qu'autant que les fonctions de la peau et de l'estomac se rempliront avec facilité; il est des sujets qui ne peuvent réellement atteindre à ce double but.

J'ai tenu, il y a vingt ans, ce langage à des personnes qui depuis se sont convaincues que, quelque chose que l'on pût faire, on ne cessait d'être glaireux tant qu'on transpirait imparfaitement, ou que les organes digestifs étaient trop faibles pour que l'élaboration des alimens fût complète, et que le chyle se séparât tout-à-fait d'une matière visqueuse et gluante qui se trouve en plus ou moins grande quantité dans les substances dont l'homme se nourrit, matière qui non-seulement est inutile, mais encore dangereuse lorsqu'elle ne trouve aucun moyen de s'évacuer par les selles, de s'évaporer par les pores, ou de traverser les conduits urinaires.

PREMIER FAIT.

Une personne se plaint de se voir toujours tourmentée par les glaires, quoiqu'elle en ait beaucoup rendu depuis trois mois. Réponse qui lui a été faite à ce sujet.

Un malade d'Avignon m'écrivait, il y a quelque temps, que malgré l'usage du remède que je lui avais prescrit, et qu'il prenait tous les jours depuis trois mois (1), il

(1) C'est celui dont il est question dans les quatre

continuait d'avoir des glaires qui, à la vérité, étaient moins abondantes qu'avant d'y recourir; mais que ce qui le surprenait beaucoup, c'était que malgré les nombreuses évacuations qu'il avait eues, il n'avait pu réussir à en tarir la source.

Ainsi qu'une foule de jeunes gens trop peu surveillés, cet homme, aujourd'hui âgé de 40 ans, avait connu la masturbation depuis l'âge de 10 ans jusqu'à 25; il était sujet, depuis plusieurs années, à des vomissemens qui survenaient le plus souvent après ses repas, dont la digestion était très-lente, et quelquefois douloureuse; ses nerfs étaient presque continuellement agacés; sa maigreur était extrême, quoiqu'il trouvât bon ce qu'il mangeait, et qu'il eût même assez d'appétit; sa peau était toujours sèche; quelquefois il était quatre et cinq jours sans aller à la garde-robe; aussi pendant tout ce temps avait-il des maux de tête qui cessaient comme par enchante-

---

1ères édit. de l'ouvrage dont j'ai annoncé que celui-ci était la suite, et dans une brochure qui traite particulièrement de son emploi; ce remède, composé de toniques unis à des purgatifs, est le seul dont je me sers constamment dans les affections qui dépendent de cette humeur.

ment, dès que ses intestins s'étaient vidés. Il fallait bien essayer de lui faire comprendre pourquoi sa guérison n'était pas tout-à-fait aussi facile qu'il s'y attendait, en voyant que le remède que je lui avais prescrit, lui faisait rendre beaucoup de glaires. Voici la réponse que je lui fis :

« Vous avez été trop prodigue, Monsieur, « d'une substance essentielle à votre accrois- « sement, à un âge où l'on ne saurait en être « trop avare. Vous avez donc contrarié la « nature dans ses opérations et ses desseins : « elle n'a pu perfectionner son ouvrage; votre « tempérament, de fort qu'il aurait pu être, « est devenu frêle et délicat; aussi ne faut-il « point être étonné que, malgré tout ce que « vous venez de faire, vos nerfs soient encore « faibles et facilement irritables; et que mal- « gré que vous ayez rendu une quantité très- « grande de l'humeur glaireuse dont vos or- « ganes, particulièrement l'estomac, étaient « surchargés, ceux-ci n'aient point encore « acquis autant d'énergie qu'il leur en faut « pour remplir exactement leurs fonctions, « et pour que la matière transpirable, au lieu « de séjourner sur les viscères, et de s'y épais-

« sir, en soit au contraire continuellement « expulsée, et parcourre sans obstacle les dif- « férentes voies par lesquelles elle doit par- « venir à la *périférie* (1), et s'échapper par « les pores?

« Après avoir été le produit de la faiblesse, « la glaire en devient à son tour la cause trop « constante ; c'est elle qui relâche tous les « ressorts, qui engorge tous les passages, que « l'on ne doit point croire débarrassés pour « toujours, parce qu'on en aura rendu pen- « dant des mois entiers : il faut encore donner « aux vaisseaux assez de force pour que le « sang circule avec facilité, et qu'il ne puisse « se former nulle part aucun amas de cette « humeur. Au surplus, vous n'êtes pas le seul, « Monsieur, qui ait espéré de se guérir de « la même maladie que la vôtre, dans un « court délai.

« Je vous engage à continuer de suivre un « traitement qui, s'il ne vous guérit pas, ne « peut que rendre bien meilleure votre situa- « tion.

---

(1) Surface du corps.

CHAPITRE XV.

Les personnes qui négligent de prendre de la nourriture autant qu'elles en ont besoin, s'exposent à avoir des glaires.

J'ai dit que les glaires résultaient de digestions fausses, et que celles-ci étaient produites par la faiblesse des organes digestifs. Parmi les causes qui peuvent donner lieu à cette faiblesse, il faut placer l'imprudence qu'ont certaines personnes de ne point prendre à temps la nourriture dont elles ont besoin; et pour me servir du langage vulgaire, de faire languir leur estomac. Dans les affections aiguës, il est prudent de ne pas se nourrir, ou au moins de se nourrir très-légèrement, afin que la nature puisse plus aisément combattre son ennemi. Dans les affections chroniques, on est aussi souvent obligé de prendre peu de nourriture pour ménager les forces du viscère que je viens de nommer; mais lorsqu'on se porte bien, rien n'est plus dangereux que de ne pas manger suivant le besoin qu'on en éprouve; aussi ceux qui y manquent fréquemment, doivent-ils s'attendre à voir leurs digestions s'opérer avec difficulté, et à se plaindre tôt ou tard des effets des glaires.

Dans un mémoire à consulter que j'ai sous les yeux, il est question d'un homme qui a dû à cette pernicieuse habitude, des vomissemens glaireux et presque journaliers auxquels il est sujet depuis l'âge de 17 ans. Cet homme, aujourd'hui âgé de 40, avait pour la chasse une passion si grande, qu'il était des journées entières sans manger; son estomac, à force de pâtir, a fini par se délabrer; il y éprouvait des tiraillemens douloureux, qui continuent encore; et il a eu de fausses digestions. Aux vomissemens dont je viens de parler, et qui sont précédés de rapports acides et de vents, se joignirent des migraines qui ont cédé à l'usage du tabac, qu'il n'a point abandonné depuis environ 23 ans; ses intestins sont devenus si paresseux, qu'il est quelquefois huit jours sans aller à la garde-robe; ses urines sont brûlantes, et déposent une matière blanchâtre; elles coulent presque toujours avec peine, surtout lorsqu'il éprouve plus de difficulté à digérer : il souffre moins dans les grandes chaleurs; ses selles sont alors plus fréquentes.

Trop d'individus sont tourmentés des mêmes maux, par suite des excès de l'onanisme : cette misérable passion, qui fait tous les jours tant de victimes, lui était inconnue ; mais si ceux qui s'y livrent se démunissent indiscrètement d'une substance qui entretient la vie, les personnes qui ne prennent point une nourriture proportionnée au besoin qu'elles en ont courent risque d'être attaquées des mêmes accidens que les masturbateurs.

CHAPITRE XVI.

Les vices dartreux, psorique ou érysipélateux agissent souvent comme irritans, et font affluer l'humeur glaireuse sur plusieurs points de l'économie animale, ce qui donne lieu à des maladies qui seraient inguérissables, si l'on ne combinait les remèdes propres à évacuer cette humeur, avec ceux indiqués par la nature même du vice, dont l'existence est suffisamment reconnue.

Ce serait se tromper que de croire qu'il suffit d'évacuer l'humeur glaireuse pour réussir à guérir les maladies qu'elle seule paraît occasionner; elle est bien certainement la matière des fleurs blanches, du catarrhe de la poitrine, de celui de la vessie; mais ces accidens résisteront toujours, quand bien même on l'attaquerait avec ses propres spécifiques, si, comme cela n'arrive que trop souvent, un acre agit sur les glandes de la matrice, du poumon, sur celles des membranes de la vessie, et y attire cette humeur. Il faut nécessairement triompher de cet acre, pour qu'elle cesse d'aborder sur ces points délicats, qui n'étant plus irrités, n'en seront plus surchargés, parce qu'alors rien ne s'opposera à ce qu'elle reprenne ses conduits naturels.

Un vice érysipélateux se fixe sur l'estomac, y agit comme stimulus, et occasionne des vomissemens et des migraines qui cessent toutes les fois que ce vice se portte sur la jambe droite.

Une dame, âgée de cinquante ans, était sujette à des migraines toujours accompagnées de vomissemens glaireux, ce qui ne permettait point de douter que le siége du mal ne fût dans l'estomac ; je crus que la première indication à remplir était d'évacuer les glaires que je considérais comme la cause immédiate des accidens, et de fortifier ce viscère. Elle rendit tous les jours, pendant un mois, beaucoup de cette humeur, et elle se trouva mieux.

Elle avait à se plaindre, tous les 4 ou 5 jours, d'embarras à la tête ; elle n'en éprouva point durant tout ce mois ; mais, craignant qu'en continuant d'aller tous les jours en diarrhée, elle ne finît par trop se fatiguer, elle crut devoir prendre sur elle de suspendre l'usage de ses remèdes : peu de jours après, elle fut de nouveau atteinte de sa migraine, et elle vomit des glaires comme auparavant.

Cette dame me fit prier d'aller la voir ; je la trouvai très-souffrante, et lui conseillai de revenir à son traitement, qu'elle continua six semaines sans interruption, ce qui produisit encore un si bon effet, que, pour cette fois, je crus son ennemi, sinon vaincu, au moins repoussé de manière à ne pas craindre de le voir reparaître de sitôt ; je fus moi-même d'avis qu'elle se reposât pendant quelque temps, afin de nous assurer des avantages que nous pouvions avoir obtenus : mais à peine huit jours se furent écoulés, que sa migraine et les vomismens glaireux la reprirent encore aussi fortement qu'autrefois, ce qui me fit soupçonner l'existence de quelque vice qui se portait sur l'estomac, et y agissait comme *stimulus :* je la questionnai à ce sujet, et je sus d'elle qu'elle était sujette à un érysipèle qui se manifestait de temps à autre sur la partie inférieure de la jambe droite, s'étendait jusqu'au pied, et disparaissait de lui-même.

Je n'hésitai point d'attribuer à ce vice l'irritation du viscère; irritation qui se communiquait au cerveau; j'eus occasion de m'en convaincre plusieurs fois depuis, en remarquant que les accidens cessaient dès que l'érysipèle se portait sur la jambe, et qu'ils avaient lieu de nouveau dès qu'il en disparaissait; je jugeai, d'après cela, que ce vice devait plus fixer mon attention que l'humeur glaireuse parce que lui seul la faisait aborder sur l'estomac; je lui prescrivis le traitement convenable à sa situation, et je réussis à obtenir des intervalles de six mois et même d'un an, pendant lesquels ni la migraine, ni les vomissemens ne reparaissaient. Je pense que cette dame aura réussi à s'en débarrasser tout à fait, si elle a suivi avec exactitude le régime que je lui ai tracé.

CHAPITRE XVII.

La guérison des affections chroniques (1) n'est si difficile que parce que le caractère du vice qui circule avec le sang, ou qui, fixé sur un organe essentiel à la vie, y agit comme stimulus, ne peut être saisi qu'avec beaucoup de peine, et échappe même souvent à des recherches faites avec un très-grand soin. Au surplus on s'en occupe la plupart du temps fort peu : on ne voit partout que des humeurs accumulées, sans s'inquiéter de la cause qui peut les faire affluer sur tel ou tel viscère; aussi est-ce là la raison pour laquelle des purgatifs fort sagement administrés ne remplissent point l'indication la plus importante.

(1) On donne cette épithète aux maladies qui sont de longue durée et qui ne cèdent que difficilement et lentement à tous les remèdes les mieux indiqués.

Les retours de l'athsme, appelé périodique, n'ont et ne peuvent avoir lieu que par l'effet de métastases semblables à celles dont je viens de citer un exemple. L'humeur transpirable qui se rend, à des époques plus ou moins éloignées, sur le poumon, où elle s'épaissit pour prendre la forme de glaire, n'y est le plus souvent attirée que par l'action d'un principe irritant. Sans doute que c'est se comporter avec sagesse, que de s'occuper de diviser cette humeur, de ne point se borner à la faire expectorer, mais encore de la diriger sur les intestins, pour en être évacuée par les selles, parce que son moindre séjour peut occasionner de grands dommages; mais il ne faut pas être surpris d'en voir la source intarrissable, si l'on n'a rien fait pour triompher en même temps du vice qui cause le désordre : je le répète, il est bien difficile de le reconnaître, la plupart du temps il échappe à l'œil attentif du praticien le plus exercé.

Il y a vingt-deux ans qu'un homme de lettres, dont je suis encore le médecin, vint me consulter pour la première fois. Dès cette époque, il se plaignait d'étourdissemens et de digestions lentes; comme la tête et l'estomac peuvent être, ainsi que je l'ai dit plus haut, sympathiquement affectés, je pensai que ces étourdissemens dépendaient d'une humeur glaireuse, dont ce dernier me paraissait être le siége, et dont il suffisait de le débarrasser, en le fortifiant, pour les faire cesser : ce qui me confirmait dans cette opinion, c'est qu'il transpirait, me dit-il, très-difficilement, et que ses selles étaient rares ; je lui prescrivis un traitement qu'il pût continuer six semaines consécutives, et auquel je lui conseillai de recourir ensuite à des intervalles plus ou moins éloignés ; douze ans s'étant écoulés sans qu'il s'aperçût d'étourdissemens et de la faiblesse de son estomac, il crut pouvoir s'écarter, sans danger, du régime que je lui avais tracé, et qui, sans attaquer directement son ennemi, s'opposait cependant à ce qu'il continuât de se porter de préférence sur l'origine des nerfs, pour y exciter du trouble ; mais après cinq ou six mois de suspension, il éprouva des accidens semblables aux premiers, ce qui me fit croire qu'il existait depuis long-temps, chez ce malade, un âcre que les remèdes avaient toujours déplacé sans lui faire perdre de son caractère, que c'était cet âcre qui se fixait de temps à autre sur le cerveau, et donnait lieu aux étourdissemens ; je fis part de cette idée à ce malade, en l'invitant à rechercher dans sa mémoire s'il n'avait point eu quelquefois à se plaindre d'une galle mal guérie, ou de dartres dont il ne se serait plus aperçu, il y aurait déjà long-temps; et j'appris de lui que, depuis l'âge de 17 ans, jusqu'à 25, il avait eu au gros de la jambe gauche une dartre vive, qui y paraissait de temps à autre, en se faisant chaque fois précéder de démangeaisons dont la durée était de plusieurs jours, et pour la guérison de laquelle il n'avait jamais suivi régulièrement ni traitement ni régime.

Voilà, lui dis-je, la vraie cause de vos étourdissemens : je ne doute point que tôt ou tard vous ne revoyiez cette même dartre sur quelque partie de votre corps, il est même possible que ce que je vous conseillerai, pour la combattre, contribue à l'y faire reparaître.

Le jour même où je lui tins ce langage, il avait eu plusieurs tournoiemens de tête qui lui avaient fait craindre de tomber à la renverse. Dès le lendemain, il commença le nouveau traitement que je lui prescrivis, et qui ne tarda pas à lui faire éprouver plus de tranquillité ; il se sentait la tête plus forte, et marchait avec plus de sécurité, les étourdissemens s'éloignèrent, nous étions aux beaux jours de l'été, je lui conseillai d'aller à la campagne.

A peine trois semaines s'étaient écoulées, qu'il eut au front des démangeaisons tout à fait semblables à celles qu'il avait eues autrefois à l'une des jambes, et quelques jours après il y parut une rougeur, à laquelle succéda bientôt une dartre vive; ce qui lui causa d'autant plus de chagrin, qu'elle occupait une étendue considérable.

Quoique cet homme fût bien raisonnable, j'eus beaucoup de peine à le consoler de cet événement, même en le lui faisant envisager comme l'effet d'une crise très-avantageuse pour lui, puisqu'elle avait mis à découvert un ennemi bien dangereux, dont la défaite était d'autant plus certaine, que son caractère était connu; il voulait que je fisse disparaître promptement cette dartre, quel que fût le moyen que j'employasse; je m'y refusai, en lui en faisant sentir tout le danger, espérant d'ailleurs réussir à adoucir son sort, qu'il regardait comme très-malheureux, sans qu'il eût jamais à me reprocher une complaisance qui pouvait avoir pour lui les suites les plus fâcheuses.

Son traitement dura près d'un an; ce ne fut qu'au bout de ce temps que son front fut entièrement débarrassé.

Loin de lui rien prescrire de propre à faire rentrer dans son sang la moindre parcelle de sa dartre, je pris toutes les précautions pour que le contraire arrivât; je pouvais même lui garantir que jamais il n'aurait à se plaindre de ses effets; cependant, comme je l'ai dit, je crus prudent de l'engager à se défier d'une seconde récidive, et à recourir encore de temps à autre aux remèdes qu'il avait pris.

Plusieurs personnes savent que la mort du docteur et sénateur D....., homme aussi recommandable par ses grandes connaissances en chimie, que respectable par son incorruptible probité, n'a été attribuée qu'à la rentrée d'une dartre; il y avait déjà quelque temps que, malgré les avis qu'on lui donnait, il négligeait de prendre des médicamens, à l'usage desquels il recourait de temps à autre depuis un grand nombre d'années; pendant les dernières vingt-quatre heures de sa vie, il ne cessa d'éprouver, à la région épigastrique, les douleurs les plus vives; l'ouverture de son corps fut faite, et tous les viscères furent trouvés dans le meilleur état, ce ne fut qu'après bien de longues recherches, que l'on découvrit au diaphragme une ouverture d'un très-petit diamètre, par laquelle l'air des intestins pénétrait dans la cavité de la poitrine, et que l'on jugea avoir été pratiquée par le vice dartreux.

Dangers graves qui résultent le plus souvent de l'emploi des répercussifs pour faire disparaître des rougeurs, dartres ou boutons qui surviennent à la figure, ou sur quelqu'autre partie du corps.

Je dois m'élever ici contre l'imprudence qu'ont plusieurs personnes de faire disparaître les boutons, dartres et rougeurs qui leur surviennent au visage ou sur toute autre partie du corps, en employant des substances répercussives, sans prendre des précautions capables de les mettre à l'abri des effets souvent funestes qui peuvent en résulter.

Je suis souvent consulté sur des maux très-graves qui ne reconnaissent point d'autres causes.

J'allai voir il a quelque temps une dame dont la poitrine me parut très-fatiguée, sa respiration, très-courte, y annonçait de l'embarras. Après bien des questions, je sus d'elle qu'elle n'y souffrait que depuis qu'elle avait fait disparaître, à force de lotions astringentes, des rougeurs et une grande quantité de boutons qu'elle avait à la figure, particulièrement sur le front. Je lui prescrivis l'usage de remèdes propres à purifier son sang, et quelques purgatifs légers qu'elle prit plusieurs fois; sa poitrine ne tarda pas à se débarrasser, et sa respiration devint facile; je crus d'abord que je serais obligé de lui faire appliquer un vésicatoire à l'un des bras, mais je le jugeai inutile; peut-être ne le serait-il pas un jour, si elle n'avait le soin de recourir, de temps à autre, aux remèdes qui ont déjà si bien réussi à faire partir de sa poitrine des humeurs qu'y avaient fait aborder le vice dont elle avait provoqué le déplacement.

J'écrivis il y a quelques jours à une autre dame, dont le teint est constamment rouge, et parsemé de boutons et de dartres appelées farineuses.

« Gardez-vous bien de rien faire pour que « votre teint devienne forcément ce qu'il « était autrefois; vous auriez, n'en doutez « pas, Madame, à vous en repentir; vous « lasseriez-vous donc de l'excellente santé « dont vous jouissez? Croyez qu'elle ne tar- « derait pas à être dérangée par la rentrée, « dans votre sang de l'humeur âcre qui s'est « fixée sur votre visage. Qui pourrait vous « garantir qu'elle ne se porterait pas sur « votre poumon, pour y causer un dégât « irréparable? »

Je traite en ce moment plusieurs personnes attaquées de fleurs blanches, du catarrhe de la vessie, qui ne reconnaissent d'autre cause que la répercussion de boutons et de dartres qu'elles ont fait disparaître, sans prendre aucune des précautions dictées par la prudence. Il en est aussi qui doivent ces maladies, souvent bien opiniâtres, à une galle qui n'a point été bien guérie, ou à un vice vénérien mal combattu.

Quoique les faits que je viens de rapporter me paraissent suffisans pour éclairer les personnes étrangères à la médecine, sur la conduite qu'elles doivent tenir toutes les fois qu'elles remarqueront des rougeurs, boutons, taches ou plaques dartreuses sur quelques parties de leur corps, je ne les en invite pas moins à lire avec attention les observations que je crois devoir placer dans le chapitre suivant :

CHAPITRE XVIII.

Des différentes causes qui donnent lieu au marasme. Il est guérissable lorsque les glaires seules le produisent; mais rarement lorsqu'à cette humeur se joint un vice âcre qui, fixé sur un organe essentiel à la vie, y agit comme irritant.

Les passions violentes, l'usage immodéré des liqueurs spiritueuses, d'alimens trop échauffans, la faim, la soif supportées trop longtemps, le défaut de nourriture saine, les exercices violens, les travaux pénibles, les veilles continuelles et immodérées, les évacuations longues et considérables; telles sont les causes les plus ordinaires du marasme, de cet amaigrissement extrême qui semble annoncer à chaque instant le terme très-prochain de la vie, et qui le plus souvent est accompagné de fièvre lente.

Quoique chacune de ces causes paraisse avoir une manière d'agir tout à fait différente, le résultat de toutes n'en est pas moins de déranger les fonctions de l'estomac, de suspendre celles de la peau, et par conséquent de donner lieu à la formation des glaires, de cette matière épaisse et visqueuse qui, portée sur tous les points de l'organisation par le sang, avec lequel elle circule, empêche les sucs nourriciers d'y pénétrer et d'y entretenir la vie; mais le marasme fait des progrès bien plus rapides, lorsqu'à l'humeur glaireuse que l'acide dont elle est inséparable, rend déjà irritante par elle-même, se joint un vice de la nature de ceux dont nous venons de faire connaître les funestes effets, et qu'il se fixe sur un organe important comme le poumon.

Dans un mémoire à consulter que m'adressa, il y a un an, un médecin de Marseille, il est dit qu'une dame, à la suite d'un chagrin très-vif que lui a causé la mort de son mari, avait d'abord éprouvé des maux d'estomac; que ce viscère était si fatigué, qu'elle osait à peine lui confier les alimens les plus légers; qu'elle vomissait tous les jours des glaires en abondance, et qu'elle était tombée dans un marasme effrayant, dont il espérait pourtant de la retirer en fortifiant son estomac, et en évacuant l'humeur dont il paraissait rempli, lorsqu'il est survenu une fièvre lente, accompagnée d'une toux très-fatigante et presque continuelle, que ne calment point les émolliens et les mucilagineux, et qu'il attribue à l'imprudence qu'elle a eue de se laver le teint avec une eau qui a fait disparaître des boutons et des dartres farineuses qui lui étaient survenues à la suite de son chagrin. Ce médecin ajoute qu'elle rendait chaque jour des pleines cuvettes de crachats gluans et jaunes; ce qui lui faisait craindre qu'elle ne fût pulmonique.

Déjà j'avais eu occasion de traiter avec succès plusieurs malades qui, par suite de la même imprudence, se trouvaient dans le même cas que cette dame, et qu'au premier abord j'avais désespéré de guérir. Voici la réponse que je fis à ce médecin.

« Je rencontre assez souvent, Monsieur et « cher confrère, des cas semblables à celui « dont il est question dans le mémoire que « vous venez de me faire l'honneur de m'a- « dresser; je suis toujours effrayé de l'extrême « maigreur dans laquelle se trouvent la plupart « des malades de ce genre, surtout lorsqu'à la « toux et à de nombreux crachats se joint une « fièvre lente, parce que je crains toujours « l'existence d'un dépôt purulent sur le pou- « mon; mais je suis loin de désespérer de la « guérison, lorsqu'après avoir examiné avec « attention la matière de ces crachats, je m'a- « perçois que ce ne sont que des glaires; ce « qui vous sera facile à reconnaître en lisant « avec attention celui de mes ouvrages qui « traite de cette humeur.

« Les émolliens et les mucilagineux qui « n'ont paru produire jusqu'ici aucun résultat « satisfaisant, ne lui conviennent point en « effet, parce qu'ils ne dissolvent point les « glaires, et qu'ils ne peuvent que relâcher la « fibre, déjà trop faible, dont est formé le

« tissu membraneux des cellules pulmonaires
« et bronchiales.

« Les indications que vous vous proposiez
« de suivre avant l'évènement que devait né-
« cessairement amener l'imprudence de cette
« femme, n'ont point changé, pourvu qu'aus-
« sitôt que sa situation le permettra, vous at-
« tiriez, par le moyen d'un vésicatoire placé
« sur un point peu essentiel à la vie, comme
« l'un des bras, l'humeur âcre qui a abandonné
« son teint pour se porter sur sa poitrine,
« et auquel vous ferez succéder un cautère
« qu'elle devra conserver long-temps. »

J'ai appris, il y a six mois, de ce médecin, que cette malade allait autant bien que possible ; que la toux et la fièvre lente l'avaient tout à fait abandonnée, qu'elle respirait librement ; que son estomac s'était fortifié ; qu'elle rendait actuellement peu de glaires par la bouche, et qu'elle avait acquis un peu d'embonpoint.

Je fus consulté, il y a dix-sept ans, par une dame âgée de 50 ans, que l'on croyait poitrinaire, parce qu'elle remplissait tous les jours une grande jatte de crachats, semblables à ceux de la personne dont il vient d'être question. Cette dame vit encore, et jouit d'une santé passable. Un usage long de toniques, unis à des substances légèrement purgatives, et un régime analeptique que je lui avais également prescrit, ont réussi à rétablir assez la transpiration, pour diminuer de beaucoup la quantité de ses crachats, qui cependant est encore plus grande qu'elle ne doit l'être dans son état naturel.

Cette dame avait également fait disparaître des dartres vives qu'elle avait aux deux joues; sa grande maigreur ne me permit point de lui faire appliquer de suite un vésicatoire; il fallut attendre qu'elle eût repris de l'embonpoint, ce qui fut l'affaire de trois mois.

Le fait qui va suivre, et qui sera le dernier que je citerai à l'appui de ce qui a été dit dans le chapitre précédent, me paraît propre à faire sentir la nécessité d'écouter quelquefois les malades, lorsqu'ils proposent de leur administrer des remèdes dont ils ont eu occasion d'observer les effets sur eux-mêmes.

Un conseiller d'état sous Louis XVI, et un de mes collègues à la Société royale académique des sciences de Paris, me pria, il y a dix ans, de donner mes soins à son valet de chambre, âgé de 40 ans, et d'un tempérament lymphatique. Cet homme avait depuis deux mois une toux violente et accompagnée de vomissemens considérables de glaires ; ses digestions étaient lentes et douloureuses ; son sang était dartreux, comme l'est toujours plus ou moins celui des personnes qui transpirent peu ; comme il aimait beaucoup le travail, il ne craignait point de descendre à la cave ayant très-chaud, et ses linges trempés d'une sueur forcée.

Croyant devoir attribuer à la rentrée de cette sueur et du vice dartreux les accidens dont il se plaignait, je lui prescrivis des sudorifiques dont il fit usage deux mois de suite, et pendant lesquels je le purgeai plusieurs fois : les glaires disparurent, et sa santé se rétablit.

Il y avait près de deux ans que je n'avais entendu parler de lui, lorsque son épouse vint m'apprendre qu'il crachait abondamment d'une matière épaisse et jaune dont il remplissait tous les jours une cuvette très-grande ; j'allai le voir et le trouvai avec une fièvre lente, qui ne l'avait pas quitté depuis un mois ; il était tombé dans le marasme, et vomissait le peu de nourriture qu'il prenait. Un médecin qui l'avait suivi avait jugé sa situation tout à fait désespérée; je le croyais si bien moi-même, que je crus devoir m'entourer de conseils. D'après mon invitation, un confrère très-habile, M. Guillotin, vint le voir et le jugea poitrinaire, mais le contraire fut prouvé par le malade lui-même, qui se guérit parfaitement en revenant, presque contre mon avis, à l'usage des remèdes que je lui avais prescrits deux ans avant.

Cet homme n'a cessé de jouir depuis d'une santé aussi bonne que le permet sa constitution, que les maladies qu'il a éprouvées ont rendue très-délicate.

CHAPITRE XIX.

DE LA COLIQUE PITUITEUSE OU GLAIREUSE.

On entend en général par colique, toutes les douleurs plus ou moins vives qui se font sentir dans différentes parties du ventre, quoiqu'on ne doive appeler ainsi que celles qui ont leur siége dans l'intestin colon, ce qui est assez difficile à décider.

La colique est sans contredit de toutes les maladies celle qui attaque le plus d'individus, quel que soit leur âge. Plusieurs causes différentes peuvent la produire, ainsi l'on distingue la colique venteuse, celle d'indigestion, la bilieuse, la dyssentrique, la sanguine, l'hémorroïdale, la néphrétique, la spasmodique, la colique de *miserere*, celle des peintres et du Poitou; il en existe aussi une autre qu'on nomme pituiteuse, et qui seule doit m'occuper ici.

Cette colique se reconnaît à une pesanteur douloureuse dans l'estomac et les instestins, au défaut d'appétit, aux fréquentes indigestions, aux rapports le plus souvent aigres. Les douleurs ne sont jamais aussi violentes que dans les autres coliques : elle est occasionnée par des glaires placées sur les parois de l'estomac et des intestins piqués et irrités par l'âcre de cette humeur, qu'il faut nécessairement évacuer pour faire cesser les accidens.

~~~~~~~~~~
~~~~~~~~~~

CHAPITRE XX.

DES CAUSES DES GLAIRES CHEZ LES ENFANS.

Les enfans sont aussi sujets aux affections glaireuses ; mais les causes qui les produisent ne sont pas tout à fait les mêmes que chez les adultes, ils n'ont point de chagrins longs et vifs, le travail de l'esprit ne les fatigue pas beaucoup, très-peu mènent une vie sédentaire ; mais leurs organes sont naturellement faibles, ce qui fait que chez eux la transpiration se supprime avec une extrême facilité, et pour peu qu'ils fassent usage d'alimens grossiers, leur estomac se dérange et se remplit d'humeur glaireuse, aussi en est-il un grand nombre qui, pour parler le langage vulgaire, ont continuellement la poitrine grasse et souvent très-gênée ; le rachitis, les convulsions qu'ont la plupart d'entre eux, et la coqueluche qu'ils évitent rarement, sont autant d'accidens occasionnés par la même humeur ; c'est pour cela qu'ils se trouvent toujours très-bien de l'usage des remèdes qui soulagent les personnes âgées, ayant à se plaindre des effets des glaires, pourvu qu'on ait soin de doser ces remèdes suivant leur âge et la délicatesse de leur tempérament.

Je le répète, les enfans ne doivent point aux mêmes causes que les adultes l'existence des glaires dont ils seraient bien moins tourmentés, si ceux qui les soignent exerçaient sur eux une surveillance suffisante, surtout s'ils ne leur permettaient point de manger des fruits cruds en abondance, du fromage, du lait aigre, et s'ils mettaient plus de distance entre leurs repas, qui doivent à la vérité être nombreux, mais cependant assez éloignés pour que leur estomac n'en éprouve pas de fatigue, et que leur digestion soit parfaite.

L'onanisme, dont l'âge le plus tendre n'est point à l'abri, comme l'ont observé Camp, Clos, Gott Lieb Vogel et Kœmpf (1), comme j'ai eu moi-même occasion de m'en assurer, l'onanisme, dis-je, dont l'habitude est souvent contractée dès le berceau par l'imprudence qu'ont les nourrices de jouer avec les parties naturelles des enfans, est aussi une des causes

(1) Gott Lieb Vogel, Instruction pour les pères et les instituteurs etc.

les plus fréquentes du dérangement de leur estomac, et par conséquent de la formation des glaires.

J'ai cité ailleurs plusieurs exemples d'épilepsies (1), qui n'avaient point d'autre origine que cette malheureuse habitude, très-facile à rompre dès le principe; mais malheureusement, les conséquences en sont ignorées des personnes mêmes qui devraient les connaître autant que les médecins. Eh! comment les en instruire, lorsqu'il est à peine permis d'en parler, lorsque des pères mêmes, ainsi que je l'ai déjà dit, craignent de blesser la pudeur en faisant apercevoir à ceux de leurs enfans en état de les entendre, toute la profondeur de l'abîme qu'ils se creusent en se rendant coupables de semblables excès.

Les frayeurs qu'on se plaît à faire aux enfans, produisent encore plus facilement sur eux que sur les personnes raisonnables qui souvent en sont affectées, des effets bien dangereux. Je ne rappelerai point ici ce que j'ai dit à ce sujet dans *mon Traité des glaires*; je me bornerai à apprendre à ceux qui ne l'ont

(1) De l'Épilepsie en général, et particulièrement de celle qui est déterminée par des causes morales, 1 v. in-8°.

point lu, que cette humeur en est le résultat inévitable, et qu'il l'est également de la trop grande crainte qu'inspirent à la jeunesse les personnes chargées de son éducation.

Épilepsie occasionnée par la crainte.

On conduisit chez moi, il y a quelques années, une demoiselle âgée de 12 ans, et devenue épileptique par suite de la crainte que lui avait inspirée la supérieure du couvent dans lequel on l'avait placée. Il y avait à peine quinze jours qu'elle y demeurait, que ses digestions se dérangèrent; bientôt elle devint mélancolique, sans qu'on pût soupçonner d'autre cause que sa séparation d'une mère qu'elle aimait tendrement, et dont elle était elle-même idolâtrée : elle ne trouva personne à qui elle crût pouvoir se confier; ce ne fut que lorsque des attaques d'épilepsie se déclarèrent, et qu'elles devinrent fréquentes, qu'elle apprit à sa mère ce qui l'avait tant tourmentée depuis son départ de la maison paternelle. Toutes les fois, lui dit-elle, que je vois la supérieure approcher de moi, j'éprouve au cœur des serremens qui le plus souvent sont douloureux. Ils paraissaient bien l'être en effet, puisque toutes les fois qu'elle avait une crise, et alors, comme elle me l'a dit à moi-même, elle croyait la voir s'approcher, elle faisait un cri perçant et plaintif, tout à fait semblable à celui qui échappe aux personnes qui ont peur.

Deux indications me parurent devoir fixer mon attention : celle de fortifier son estomac, bien faible, puisqu'elle digérait avec beaucoup de difficulté les alimens les plus légers, et celle d'évacuer la glaire dont la présence était annoncée par des signes toujours certains dans les affections chroniques, la sécheresse de la peau et la blancheur de la matière dont sa langue était chargée. Je l'ai traitée pendant un an, et avec un succès si heureux, que les crises qui, lorsqu'on me la présenta pour la première fois, avaient lieu tous les jours, et quelquefois jusqu'au nombre de quatre, s'éloignèrent au point qu'elles avaient alors des intervalles d'un mois et six semaines.

Il n'est aucune époque de la vie où l'on doive le plus espérer la terminaison des affections de ce genre, qu'à celle où se trouvait cette demoiselle ; aussi fis-je espérer à sa mère la cessation parfaite et très-prochaine des crises : cette espérance n'a point été trompée; voilà actuellement huit ans qu'elle n'en a eu, et qu'elle jouit de la meilleure santé, ainsi que deux enfans auxquels elle a donné le jour. Son mari, qui ne l'a point quittée depuis quatre ans qu'elle lui appartient, m'a assuré ne s'être jamais aperçu, même pendant son sommeil, des plus légères convulsions.

Je ne crois pas devoir ajouter de nouveaux faits à celui qu'on vient de lire, pour prouver que la trop grande crainte qu'inspire à leurs jeunes élèves les maîtres souvent les mieux intentionnés, peut, aussi bien que la frayeur, causée par des objets réels ou fantastiques, donner lieu à des serremens de cœur qui, se communiquant à tout le système, peuvent forcer la matière de la transpiration à rétrograder et à établir un foyer d'irritation qui détermine une maladie semblable à celle dont je viens de parler.

CHAPITRE XXI.

DE LA MÉLANCOLIE ET DE SES CAUSES.

En parlant ailleurs des effets des glaires sur le moral (1), j'ai donné succinctement le portrait du mélancolique ; je crois devoir ici entrer dans plus de détails.

Les Anciens ont cru que la mélancolie, l'atrabile (*atrabilis*, bile noire) était occasionnée par une humeur excrémenticielle *féculente*, *épaisse*, *froide*, *sèche*, et comme *la lie* du sang qui se filtrait et s'accumulait dans la rate ; mais les médecins modernes n'ayant pu découvrir les véritables fonctions de ce viscère, ont regardé cette humeur comme imaginaire ; et l'on s'est occupé de découvrir la cause d'une maladie, souvent le produit d'affections pénibles de l'âme.

Lorsque la mélancolie est parvenue à un très-haut degré, elle est considérée comme une rêverie ou une espèce de délire accompagné de craintes et de tristesse. Il est

(1) Traité des Glaires, page 21.

des personnes qui sont naturellement disposées à cette maladie, presque toujours sans fièvre ; ce sont celles qui sont douées du tempérament du même nom, dont j'ai donné dans un de mes ouvrages (1) les signes caractéristiques déjà décrits par un grand nombre d'auteurs. L'observation prouve en effet que ces personnes sont de leur nature moins gaies et moins hardies que celles dont la constitution est bilieuse ou sanguine, et que ces dernières ne deviennent mélancoliques que lorsque le cœur éprouve des serremens multipliés, ainsi qu'en produisent un chagrin vif, une peur et une frayeur très-grande, un évènement triste et imprévu.

Il est un autre tempérament qui paraît approcher beaucoup du mélancolique, parce qu'il semble susceptible des mêmes impressions, c'est le phlegmatique ou pituiteux, appelé avec raison par les Anciens, froid et humide, *frigidum* et *humidum*; mais les individus qui en sont pourvus (j'en ai plusieurs fois fait la remarque), sont ceux qui paraissent prendre les évènemens de la vie avec le plus de calme.

---

(1) Lettres sur les dangers de l'onanisme.

On dit bien souvent dans le monde, qu'un homme est mélancolique, lorsqu'on le voit rechercher la solitude et se livrer aux méditations; c'est assez souvent celui qui l'est le moins, et qui jouit d'une tranquillité beaucoup plus parfaite que ceux qui paraissent très-gais : du reste, il est bien difficile de savoir si les personnes même avec qui l'on vit, sont réellement mélancoliques, à moins qu'elles ne soient dans une situation telle qu'elles ne puissent plus dissimuler; ainsi que la malade dont il va être question, et que je traite en ce moment.

Une dame trouve sous sa main, sans s'y attendre, une lettre dont la lecture lui donne fortement à soupçonner la fidélité de son mari; elle en éprouve un chagrin qu'elle concentre au point que sa gaîté n'en paraît point altérée; mais la tristesse de son âme, toujours croissante, et parvenue à son comble par suite d'une circonstance qui lui semble propre à changer tout à coup en réalité des soupçons qui ne lui paraissaient déjà que trop fondés, augmente tellement sa mélancolie, qu'elle désole toute sa famille; de douce qu'elle était auparavant, elle devient méchante; son mari lui est insupportable ; ses enfans, qu'elle aimait autrefois bien tendrement, ne lui sont plus chers ; elle a même pour les uns et les autres de l'aversion ; toutes ses idées sont noires ; elle ne voit plus que la mort : peut-être se la donnerait-elle elle-même si elle n'était autant surveillée ou retenue par des principes religieux, qui ne lui inspirent cependant plus le même respect qu'autrefois.

« J'éprouve, dit-elle dans une espèce de « mémoire écrit par elle-même, et où plu- « sieurs répétitions annoncent suffisamment le « désordre de ses idées, un dégoût très-grand « de la vie, et dans tout mon corps une souf- « france continuelle, ainsi qu'une grande fai- « blesse dans les organes ; je ne sais ce que « je fais et ce que je veux faire ; je suis sans « cesse troublée, tous mes mouvemens sont « douloureux ; si je prends un objet quel- « conque pour le placer dans un endroit où « je m'imagine qu'il sera mieux, il tombe « de mes mains sans que j'y pense ; je suis « comme si j'étais anéantie ; il me semble que « je ne vis plus ; il me prend des bourdon- « nemens d'oreille et des douleurs de tête « toutes les fois que mon estomac cesse de

« souffrir; je suis tourmentée par les vents « et quelquefois par des aigreurs; ma res- « piration est presque toujours gênée; des « glaires amassées sur ma poitrine m'étouffent « par instant (1). »

Tel est l'état sans doute bien triste où se trouve une femme respectable, une excellente mère de famille, trop dédaignée de celui qui lui devait des égards éternels; ses nerfs sont tellement irrités, qu'elle ne peut supporter les laxatifs les plus légers, sans doute bien indiqués, puisqu'elle ne peut aller à la garde-robe qu'en prenant des lavemens.

Il est une cause de mélancolie dont je ne saurais trop m'occuper. Je veux encore parler de l'onanisme. Plusieurs des individus qui s'y sont livrés avec excès, m'ont avoué qu'ils en avaient des crises si violentes, que souvent ils étaient tentés de s'ôter la vie. J'ai conservé long-temps un billet que m'écrivit un jour un masturbateur. Le voici mot pour mot :

(1) Sept ou huit jours après le redoublement de sa mélancolie, cette dame rendit, à une distance de quinze à dix-huit heures, par le bas, trois paquets de glaires blanches dont la grosseur, dit-elle, était celle d'un œuf de poule.

« Lorsque vous recevrez ce peu de lignes, « que je me plais encore à vous écrire, je ne « serai plus de ce monde : la vie m'est de- « venue insupportable ; il est temps que je « cesse d'exister. »

A peine eus-je achevé la lecture de cet écrit, le fruit de la philosophie, que des hommes assurément bien coupables se sont plu à enseigner depuis nombre d'années, que je m'empressai d'adresser à son auteur la réponse suivante :

« Un lâche seul se détruit ; l'homme brave « supporte avec courage les peines les plus « vives. »

Cette réponse produisit tout l'effet que j'avais lieu d'en espérer. Je ne tardai point à voir venir chez moi celui à qui je l'avais faite. « Vous m'avez, dit-il, en m'abordant, sauvé « la vie ; votre lettre a dessillé mes yeux ; « je ne pense plus à mourir, mais à me con- « duire en honnête homme ; je vais brûler « tous les livres infâmes qui ont été la cause « d'erreurs que je n'aurais sûrement pas adop- « tées, si mon cerveau n'eût été affaibli par « l'habitude vicieuse que la lecture de vos « ouvrages m'a fait abandonner. »

Je traite en ce moment un jeune homme âgé de 22 ans, qui s'est également livré à la masturbation avec le même excès que le précédent. Presque toutes les fois qu'il vient me demander de nouveaux avis, il me répète qu'il a toujours des idées de suicide, à la vérité moins nombreuses qu'avant de commencer le traitement que je lui ai prescrit. Comme sa santé a déjà éprouvé de l'amélioration, et qu'il a renoncé par mes conseils à la lecture de ces ouvrages, dont on ne s'occupe pas assez de préserver la jeunesse, j'espère beaucoup que ces idées l'abandonneront entièrement (1).

CHAPITRE XXII.

DE LA TOUX ET DE SES CAUSES.

On distingue trois sortes de toux : la sèche, l'humide et la convulsive ; la convulsive atta-

(1) Une observation que j'ai souvent faite et qui est bien propre à décourager ces êtres vils qui préfèrent à un état utile et honorable, la triste célébrité qu'ils cherchent à acquérir aux dépens de la morale, c'est que leurs prosélites se trouvent presque tous parmi les individus dont les facultés mentales sont affaiblies.

que le plus souvent les enfans, elle se déclare particulièrement dans une des maladies qui leur est propre, et qu'on nomme coqueluche; ce qui prouve évidemment que c'est une humeur gluante qui en est la cause, c'est que les remèdes adoucissans, tels que le sirop de guimauve, l'huile d'amande douce, ne conviennent nullement dans cette maladie, plutôt occasionnée, comme le remarquent judicieusement les auteurs du Dictionnaire de santé, par un vice de l'estomac, que par celui de la poitrine.

La toux convulsive existe quelquefois aussi dans l'asthme, et elle est encore plus vive dans celui qu'on nomme sec, que dans l'humide, parce qu'elle dépend ou de l'âcre, dont j'ai parlé, et qui irrite continuellement, ou de la très-grande difficulté qu'on éprouve à détacher les crachats, pour m'exprimer comme les asthmatiques eux-mêmes, et, en général, comme tous ceux qui ont beaucoup de difficultés à expectorer.

Les personnes dont la poitrine est délicate, sont sujettes à la toux, surtout lorsque les fonctions de la peau et celles de l'estomac se remplissent difficilement, et qu'elles s'enrhument par cela même avec une extrême facilité; il faut donc qu'elles évitent la suppression de la sueur des pieds, par conséquent elles ne doivent point séjourner dans des lieux bas et aquatiques et passer brusquement d'un lieu chaud dans un lieu froid et humide; elles doivent aussi renoncer entièrement aux substances qui contiennent des aigres, aux fruits cruds, et se conformer autant que possible au régime que je conseille aux personnes qui ont à se plaindre des effets des glaires.

Je le répète, l'acide ou l'âcre, qui est inséparable de l'humeur de la transpiration, agit constamment sur les bronches, et y fait affluer cette humeur qui s'y fixe en se coagulant et forme un obstacle, souvent très-considérable, à l'entrée de l'air dans la poitrine, de même qu'à sa sortie, et pour m'exprimer plus techniquement, à l'inspiration et à l'expiration; cette gelée est d'autant plus difficile à expectorer qu'elle a perdu davantage de son liquide; perte toujours moins grande chez les tempéramens pituiteux ou phlegmatiques et le sanguin, que chez le bilieux et le mélancolique; c'est pour cela que l'on doit consulter la constitution des personnes qui sont tourmentées par la toux, avant de se décider sur le choix et la dose des substances que l'on juge propres à dissoudre les glaires. Comme dans le catarrhe de la vessie, les fleurs blanches et la gonorrhée bénigne, cette humeur peut être attirée sur les bronches par une gale mal détruite, des dartres répercutées, un vice vénérien dont il reste encore quelques traces, aussi ne doit-on espérer de guérir la toux qu'autant qu'on triomphera du vice qui fait affluer la matière transpirable sur les vaisseaux aériens, et la force à s'y fixer; mais comme je l'ai déja dit, le caractère de ce vice est bien difficile à saisir. C'est cette difficulté insurmontable qui est cause que l'on ne peut guérir la pulmonie, que l'asthme et la goutte résistent au traitement qui paraît le mieux indiqué, ou ne se dissipent que pour un temps plus ou moins long.

Je traite depuis nombre d'années plusieurs personnes qui, malgré la faculté d'évacuer la glaire et de fortifier la fibre qu'ont les remèdes dont je leur conseille l'usage, n'ont jamais pu obtenir que du soulagement, quoique chaque fois qu'ils y recourent ils rendent beaucoup de cette humeur.

Cette résistance de certaines maladies chroniques doit faire désirer que l'on se livre sérieusement à la recherche des vices très-cachés qui leur donnent naissance et qui les entretiennent.

Voici un exemple d'asthme dont je n'ai pu découvrir la cause, et qui cependant a toujours paru céder à l'usage des anti-glaireux, si toutefois je dois qualifier ainsi l'état dans lequel se trouve la personne qui en est atteinte. Je crois devoir donner ici en entier la lettre qu'elle m'écrivit, il y a six ans; il y en avait quatorze qu'elle se traitait en suivant ponctuellent les avis que je donne dans mon traité des glaires, où se trouve un chapitre sur l'asthme.

« Je suis d'une famille dans laquelle « l'asthme s'est particulièrement manifesté, « puisque ma mère en a été affectée pendant « vingt-deux ans, une tante pendant trente, « et qu'une cousine est née avec cette maladie « à laquelle elle a également succombé; un « exemple si triste pour moi était de nature à « me faire craindre le même sort; j'en res- « sentis à 43 ans les premiers accès qui ont « toujours été accompagnés de lassitude, de

« fièvre, d'oppression, d'une toux on ne peut « plus fatigante et d'insomnie : plusieurs « médecins très-recommandables m'avaient « ordonné des remèdes qui ne faisaient que « glisser sur l'humeur glaireuse, dont ma poi- « trine paraissait remplie, loin d'en éprou- « ver un mieux sensible, ma maladie faisait « chaque jour des progrès effrayans; les temps « pluvieux ou de brouillards renouvellaient « mes crises, mais m'étant convaincue par la « lecture de votre Traité des Glaires que mon « mal était occasionné par cette humeur, « chez moi très-abondante, je l'ai attaquée « d'après les conseils que vous y donnez, j'ai « été d'abord deux ans sans m'en ressentir, ni « des accidens qui l'accompagnaient; je m'en « croyais tout à fait guérie lorsqu'une nou- « velle attaque, que j'attribue à l'impression « que me fit un événement désagréable pour « moi, m'obligea de me conduire de nouveau « d'après vos préceptes, que je mets de temps « à autre en pratique avec le même succès. Je « pense bien que je ne guérirai jamais radi- « calement, mais je me trouve trop heureuse « de pouvoir obtenir, chaque fois que je « retombe, un soulagement que vous seul « avez pu me faire obtenir. »

Cette femme, aujourd'hui âgée de 63 ans, et que j'ai encore vu il y a quelques mois, se porte aussi bien que peut lui permettre son état qu'elle continue d'améliorer en reprenant les mêmes remèdes quelques jours de suite.

Mais je le répète, peut-on qualifier d'asthme une maladie qui cesse de paraître d'abord pendant deux ans, et qui ensuite a des intervalles de six à huit mois. Quelle que soit la dénomination qui lui appartienne, elle offre un exemple frappant d'un vice dont la nature est aussi peu connue qu'il est incontestablement héréditaire.

CHAPITRE XXIII.

DE L'USAGE DES BAINS DANS LES MALADIES OCCASIONNÉES PAR LES GLAIRES.

Les bains conviennent rarement dans les affections glaireuses, parce qu'elles résultent de la faiblesse que ne peut qu'augmenter ce remède, le plus souvent bien utile quand la transpiration est suspendue par une cause contraire, c'est-à-dire lorsque les solides pêchent par trop de ton ; car deux causes tout-à-fait opposées peuvent empêcher l'évacuation de cette matière grossière fournie par les alimens que nous prenons, et dont l'expulsion non interrompue est de toute nécessité pour que le sang circule librement, et que les organes remplissent leurs fonctions avec facilité.

Les bains ne doivent pourtant pas être tout à fait interdits à ceux qui ont à se plaindre des glaires; il est même nécessaire qu'ils en prennent de temps à autre pour entretenir la propreté de la peau, et pour ouvrir les pores. Mais je conseille aux personnes dont l'estomac est paresseux, et qui vont rarement à la garde-robe, ou sont sujettes à des diarrhées où l'on remarque beaucoup de glaires, de n'y rester qu'assez de temps pour se laver, et de n'en sortir que pour entrer dans un lit bassiné, où elles resteront au moins une heure, et de prendre en y entrant un verre d'une infusion stomachique, telle que celle de véronique mâle, de cassis ou de petite sauge édulcorée, avec une quantité suffisante de sucre. Les bains du soir, lorsqu'on se couche en en sortant, produisent un effet toujours plus avantageux que ceux pris dans le jour, à moins que l'atmosphère ne soit très-chaude.

L'usage des bains de vapeurs peut-il contribuer au rétablissement de la transpiration et convenir par conséquent dans les affections glaireuses ?

Lorsque l'estomac, le foie, ou quelqu'autre viscère du bas-ventre est le siége de l'humeur glaireuse, c'est à tort que l'on espère l'en débarrasser en recourant à des bains qui font suer abondamment; quels que soient d'ailleurs les moyens que l'on emploie contre cette humeur, et la voie que l'on prenne pour la faire sortir du sang, on ne peut s'en rendre maître qu'autant qu'on l'attaque avec douceur; il y a autant de danger à attirer sur la peau, que l'on peut par trop fatiguer, la matière dont elle est formée, qu'à l'évacuer par des drastiques (purgatifs violens), car dans l'un et l'autre cas on la prive de l'humide dont elle a précisément le plus de besoin pour être divisée jusqu'à sa dernière molécule; elle doit donc être dirigée avec autant de précaution sur la périférie que sur les intestins, que l'on peut aisément irriter, lorsque les moyens qu'on emploie pour les débarrasser sont trop actifs.

Deux ou trois selles au plus chaque vingt-quatre heures suffisent; je me méfie d'un plus grand nombre, parce que je crains toujours que ce qui reste n'acquierre plus de solidité et que les engorgemens qu'elle forme ne deviennent squirrheux (1).

On me répondra peut-être que si je crains tant de dessécher cette humeur et de la rendre moins fluide, il suffit de faire boire davantage les malades, mais tous les estomacs, et surtout chez les personnes glaireuses, ne peuvent point supporter beaucoup de liquide, il en est même qui sont si délicats que l'ont peut à peine en prescrire deux petites tasses en vingt-quatre heures; d'ailleurs les glaireux étant le plus souvent forcés de boire chaud, on devrait craindre d'augmenter encore le relâchement des fibres de l'estomac.

(1) Tel est l'effet que produisent souvent les remèdes qui ont pour base l'aloes, la digrede, ou tout autre drastique dont l'action irritante est suffisamment démontrée par la provocation des hémorroïdes.

L'usage des frictions ne peut-il pas contribuer au rétablissement de la transpiration et par conséquent à la reproduction de l'humeur glaireuse ?

Les frictions sèches (1) faites sur la la peau, sont plus propres à en ouvrir les pores, à faciliter l'excrétion de la matière transpirable, et par conséquent à diminuer le volume des glaires : elles doivent se faire ou avec des linges ou avec des morceaux d'étoffes chauds; la flanelle est ce qui convient le mieux; il faut y répandre çà et là quelques gouttes d'eau de Cologne ou des Carmes : les frictions une fois achevées, et si elles se font sur une étendue peu considérable, il faut l'envelopper de la flanelle même qui a servi aux frictions, et que l'on n'ôte que le matin; elles doivent être renouvellées tous les jours le plus de fois possible. Ainsi que je viens de le dire, rien n'est plus propre à rétablir la transpiration; mais pour que

(1) Outre les frictions sèches, les anciens en pratiquaient d'une espèce opposée, ils les appelaient humides parce qu'ils se servaient des huiles ou de linimens, qui ne conviennent point dans les maladies glaireuses.

leur effet se soutienne, on doit se mettre en garde contre l'action répercussive d'une atmosphère trop froide.

Sans doute que lorsqu'une partie est affectée de rhumatisme, elle doit être frictionnée de préférence; dans le cas contraire, on doit toujours frictionner plus particulièrement les jambes et les pieds, non-seulement dans l'intention d'y ouvrir les pores, mais encore dans celle d'y exciter de la chaleur, et de produire une dérivation qui soulage les viscères du bas-ventre, toujours plus ou moins engorgés lorsqu'on a cessé de transpirer. Les anciens faisaient beaucoup de cas des frictions, et en faisaient une partie de la gymnastique; ils savaient qu'ils accéléraient le mouvement du sang, et levaient les obstacles formés à la surface du corps par la matière de la sueur ou de la transpiration qui y stagnait.

De quelle utilité peuvent être les gilets de laine dans les maladies formées par l'humeur glaireuse?

Les gilets de laine ont l'avantage inappréciable d'exercer sur la peau des frottemens légers et constans, qui tiennent pour ainsi dire les pores toujours ouverts et y excitent une chaleur douce qui y amène et en fait sortir peu à peu l'humeur de la transpiration : leur action ne porte jamais de trouble dans les humeurs, quoique quelques personnes dont l'épiderme est très-sensible, soient quelque temps à s'y habituer. Mais la futaine n'absorbe-t-elle pas beaucoup mieux que la flanelle l'humide dont la peau se couvre dans les grandes chaleurs, ou lorsqu'on se livre à quelque exercice violent? C'est une question que je propose ; en attendant qu'elle soit résolue, je ne cesse point de donner la préférence à la première, surtout lorsqu'il s'agit de pièces à porter sur le devant de la poitrine, et que j'ordonne le plus souvent à ceux de mes malades qui ont la poitrine délicate. Je fais descendre jusqu'aux parties génitales ces pièces dont la largeur doit être de sept à huit pouces, afin de maintenir l'estomac et les intestins dans une chaleur continuelle, et qui sert non-seulement à y entretenir la transpiration, mais encore à faciliter les digestions et à préserver des coliques auxquelles quelques glaireux sont sujets.

Quels lieux doivent habiter de préférence les personnes attaquées de maladies produites par les glaires.

Les endroits élevés sont ceux que doivent préférer les personnes qui sont attaquées de maladies causées par les glaires, parce qu'on y transpire toujours beaucoup plus, surtout dans les contrées méridionales, où l'on se plaint beaucoup moins des effets de cette humeur que dans celles qui lui sont opposées; par la même raison elles doivent autant que possible s'éloigner des endroits froids et humides et de ceux où règnent presque toujours des brouillards; l'effet de ces brouillards se fait éprouver d'une manière bien sensible dans l'asthme humide, que peuvent aussi aggraver les promenades au serein.

Cet avis ne doit pas seulement intéresser les asthmatiques, mais encore les goutteux, ceux qui ont à se plaindre d'hémorroïdes, de catarrhe de la vessie et de rhumatismes, qui s'enrhument aisément du cerveau ou de la poitrine, ainsi que les femmes qui ont à redouter les effets d'un lait dont la sécrétion a été imparfaite.

FIN.

www.ingramcontent.com/pod-product-compliance
Ingram Content Group UK Ltd.
Pitfield, Milton Keynes, MK11 3LW, UK
UKHW020602180726
13838UKWH00001B/387

9 782329 414324